U0131910

瘟疫之王

黑死病及其后世界

［英］罗伯特·S.戈特弗里德 著

鹿妍 译

The Black Death

Natural and Human Disaster
in Medieval Europe

光明日报出版社

图书在版编目（CIP）数据

瘟疫之王：黑死病及其后世界 / (英) 罗伯特·S.
戈特弗里德著；鹿妍译. -- 北京：光明日报出版社，
2022.8（2023.3 重印）

书名原文：The Black Death：Natural and Human
Disaster in Medieval Europe

ISBN 978-7-5194-6723-4

Ⅰ.①瘟… Ⅱ.①罗… ②鹿… Ⅲ.①鼠疫—研究—
欧洲 –1347–1351 Ⅳ.① R516.8

中国版本图书馆 CIP 数据核字 (2022) 第 137479 号

Simplified Chinese Translation copyright©2022

By Ginkgo(Beijing) Book Co., Ltd.

The Black Death: Natural and Human Disaster in Medieval Europe

Original English Language edition Copyright©1983 by The Free Press

All Rights Reserved.

Published by arrangement with the original publisher, Free Press, a Division of Simon&Schuster,
Inc.

版权登记号：01–2022–2317

瘟疫之王：黑死病及其后世界

WENYI ZHI WANG: HEISIBING JI QIHOU SHIJIE

著　者：[英] 罗伯特·S. 戈特弗里德　　　译　者：鹿　妍

责任编辑：舒　心　曲建文　　　　　　　策　划：银杏树下
封面设计：墨白空间·李易　　　　　　　责任校对：傅泉泽
责任印制：曹　净

出版发行：光明日报出版社
地　　址：北京市西城区永安路106号，100050
电　　话：010–63169890（咨询），010–63131930（邮购）
传　　真：010–63131930
网　　址：http://book.gmw.cn
E-mail：gmrbcbs@gmw.cn
法律顾问：北京市兰台律师事务所龚柳方律师

印　　刷：河北中科印刷科技发展有限公司
装　　订：河北中科印刷科技发展有限公司
本书如有破损、缺页、装订错误，请与本社联系调换，电话：010–63131930

开　本：143mm×210mm　　　　　　　印　张：9
字　数：167千字
版　次：2022年9月第1版
印　次：2023年3月第2次印刷
书　号：978-7-5194-6723-4

定　价：69.80元

自然是全能上帝的代理人。

——杰弗雷·乔叟（Geoffrey Chaucer）

《百鸟议会》（约 1380 年）

目 录

致 谢

许多学者一如既往地慷慨相助，帮助修正我在理解释义方面的纰漏，使我的行文愈加工整。他们是迈克尔·阿达斯（Michael Adas）、保尔·克莱门斯（Paul Clemens）、詹姆斯·格林（James Green）、约翰·吉利斯（John Gillis）、安吉立基·莱欧（Angeliki Laiou）、毛里斯·李（Maurice Lee）、威廉·麦克尼尔（William McNeill）、威廉·奥尼尔（William O'Neill）、特拉杨·斯托安诺维奇（Traian Stoianovich）和约瑟夫·斯特雷耶（Joseph Strayer），我在此对他们表示衷心感谢。第二章的初稿递交给了罗格斯大学的社会历史小组研讨会，会上各位委员的金玉良言令我受益匪浅。麦克米兰出版社（Macmillan）的编辑们源源不断地为我提出宝贵意见，感谢科林·琼斯（Colin Jones）、乔伊斯·塞尔泽（Joyce Seltzer）和艾琳·德瓦尔德（Eileen DeWald）。感谢罗格斯大学研究委员会以及查尔斯和乔安娜·布施纪念生物医药基金对本人研究、研读和写作的鼎力支持，在他们的帮助下我才能够顺利招纳贤才，将克莱尔·P. 格里芬（Claire P. Griffin）及帕特里夏·R. 兰尼(Patricia R. Lanni)等得力的科研助理和编辑助理招入麾下。美国学术团体协会的研究基金为本书的后期创作提供了大力帮助。倘若抛开上述学术、编辑和经济上的支持与帮助，本书将无法成形。

序

　　1347 年 10 月，一支热那亚舰队驶入西西里岛东北部的墨西拿港[*]。舰上船员"已是病入膏肓"[1]。有的已撒手人寰，剩下的则奄奄一息，都是因为得了一种来自东方的病。墨西拿港的掌权者想要对整支舰队进行检疫隔离，但为时已晚。引发疾病的不是人，而是老鼠和跳蚤。缆绳刚刚在码头系紧，它们便携着病原被冲上了岸。短短几日，瘟疫在整个墨西拿港及其周围的农村地区蔓延开来。半年间，该地区一半的人口死的死，逃的逃。这一幕在亚欧和北美的各个港口渔村重复上演了数千次。这一幕也预示了欧洲历史上最严重的自然灾害的到来——它，就是黑死病。

　　黑死病包括鼠疫中的腺鼠疫、肺鼠疫和败血型鼠疫三类。1347—1351 年，黑死病给西方世界带来了毁灭性的打击，夺走欧洲 25% ～ 50% 人口的性命，催生或加速一个又一个政治、经济、社会及文化上的重大转变。人们张皇失措、茫然困惑，又惊恐万分。"父母亲抛儿弃女，夫妻分鞋破镜，兄弟也各奔东西，仿佛一呼一吸间、相视一瞬间，瘟疫便能传播。"[2] 人们被这令人费解的瘟疫吓得心胆皆碎，一旦得病，医药罔效。

---

* Messina，意大利港口城市。——编者注，下同

正如佛罗伦萨人文主义者彼特拉克所写："哦，快乐幸福的后人们再也体会不到这极度的悲凉，我们如今确凿的证词也将成为他们眼中虚构的传说。"[3]

灾难的远期影响比其短期效应更加深刻。黑死病是第二次瘟疫大流行期间的第一个流行病，这次瘟疫大流行包括一系列周期性瘟疫暴发，复燃持续到18世纪。1350年以后，欧洲人口至少在一个世纪内呈稳步下降趋势，该趋势也成了14世纪和15世纪的一大特征。旧宪法制度、政府机关、商业机构、古老的哲学概念，甚至宗教信仰体系都经历了巨变。在瘟疫发生前全凭控制财产来稳固统治地位的贵族阶级和教会，如今也不得不面对农民阶级和商人阶级，后者通过农产品和工业品贸易刚刚富起来，对自己列居欧洲社会底层走卒的地位心有不甘。在瘟疫发生前以廉价富余劳动力为基础的生产活动被新的生产方式所取代，后者建立在相对复杂的技术之上。实际上，黑死病及整个第二次瘟疫大流行是历史上又一股突如其来的强大力量，深度影响了西方世界的发展。

所有历史学家几乎一致认定黑死病在欧洲历史上占据着重要地位，但对其本质、时机及长远影响的定性问题一直存在着较大争议。一些学者认为，黑死病引起的诸多变化只是短期效应；另一些则认为，黑死病是中世纪欧洲同现代欧洲过渡的重大转折之一，甚至有人认为是最大的转折点。早期研究该课题的学者更倾向于支持后一种观点。1893年，F. A. 加斯奎特（Gasquet）写道，黑死病标志着中世纪的结束。[4] 作为一名红衣主教，他将基督教会的没落，尤其是禁欲主义的衰败归咎于黑死病。该观点的另一支持者是 G. G. 柯坦（Coultan），一位社会史的早期倡导者。这场瘟疫造成人口滑坡，他却从中看到了一线希望——幸存者人均财富的增长将促成文艺复兴运动和宗教改革运动。[5]J. W. 汤普森（Thompson）并不强调黑死病与文艺复兴和宗教改革之间的关系，主要关注的是该疾病给人们造成的心理冲击。[6]他比较了黑死病和第一次世界大战造成的破坏损失，发现前者的打击更深，持续时间也更长。黑死病掐死了那一代人中大多数"幼苗"，幸免于难者也深陷心理危机与道德危机的深渊。这是当代著名中世纪研究者、法国学者伊夫·赫诺尔德（Yves Renuoard）力挺的观点。此外，美国兰德公司（Rand Corporation）在一项研究结果中指出，黑死病是世界史上带来损失最惨重的三大灾难之一。[7]

20 世纪 30 年代，也许是受到了一系列当代事件的影响，史学家们开始逐渐降低这一重大自然现象的地位。包括来自苏联的 E. A. 科斯明斯基（Kosminsky）在内的一些马克思主义者认为，黑死病仅仅是以欧洲等级社会结构为中心的乡村经济和乡村社会大危机的一部分。[8]一些非马克思主义学者也持有相同观点。率先将实证方法应用于经济史研究的先驱者 M. M. 博斯坦（Postan）努力淡化人们对黑死病的重视程度。在他看来，这场危机始于 13 世纪中叶，演化过程中证实了人口水平逐渐超过粮食供应水平。[9]1300 年以后，欧洲越发贫穷。瘟疫使人口锐减，尽管在某种程度上拉高了人均收入，但总体来看，本已摇摇欲坠的社会加速崩盘。法国知名中世纪研究者雷蒙德·德拉图什（Raymond Delatouche）站在不同的立场上对黑死病轻描淡写。[10] 他称，中世纪晚期的危机更多的是道德危机，而非经济危机；其根源在于 13 世纪哲学与宗教界紧张的局势。

第二次世界大战之后，弱化黑死病重要性的观点继续保持着对基督徒的吸引力，甚至还衍生出了新的思路。细菌学家 J. F. D. 什鲁斯伯里（Shrewsbury）认为，鼠疫杆菌，即鼠疫耶尔森菌，其毒力不如多数史学家所料那般强大。至少在不列颠群岛，黑死病至多只能造成 20% 的人口丧生。[11] 但是在"二战"后的中世纪晚期研究中，最权威的当数在特定地区集中进行的实证研究。研究数据结果更倾向于支持柯坦—汤普森一代人的猜想。近年来，该研究领域最知名的学者包括美国的大卫·赫利希（David Herlihy）和法国的伊丽莎白·卡彭蒂耶（Élisabeth Carpentier）、艾多尔德·巴拉蒂耶（Éduoard Baratier）及盖伊·布瓦（Guy Bois）。他们一致认为，13 世纪人口过密是中世纪晚期大危机的开端，而鼠疫是危机中最重要的部分，导致诸多根本性变化的发生。赫利希和卡彭蒂耶研究了意大利托斯卡纳区的皮斯托亚市、翁布里亚区的奥维托及其周边农村地区。[12] 各项研究均表明，尽管黑死病本身确实是一个沉重的打击，但影响更大的还是疾病的周期性复燃。他们着重强调了人类在面对所有大灾大难时所表现出的豁达和适应力。鼠疫大流行每隔几年便卷土重来，确实令人口直线下降，也为中世纪晚期的革新变化持续加柴添火。巴拉蒂耶和布瓦对法国普罗旺斯和诺曼底两个区域做了细致研究，两人的研究结果一致表明鼠疫的连续流行导致人口一路低走，直到15世纪70年代下降趋势才止住。[13]

研究强调了鼠疫大流行的作用，属于从广义的环境及生物层面解读中世纪晚期的理论。环境论首先由斯堪的纳维亚的人口统计学家 E. 朱蒂卡拉（Jutikkala）和 M. 考皮宁（Kauppinen）提出，近来又得到了包括 J. D. 钱伯斯（Chambers）和约翰·哈彻（John Hatcher）在内的许多英国史学家的支持，法国学者 J. N. 比拉邦（Biraben）和以马内利·勒罗伊·拉迪里（Emmanuel LeRoy Ladurie）对其进行了较为完整的总结。该理论在一个较广的生态框架内阐释了黑死病以及人口、社会和经济上的主要变化。[14] 比方说，比拉邦认为，不断变化的天气系统以及啮齿类动物和昆虫生活史都是鼠疫大流行的影响因素。他未曾忽略人类在疾病传播中扮演的重要角色，却避开了在贸易路线和运输通信情况做过多的强调。[15]

本书以环境论为理论指导来分析瘟疫，这也是区分本书与当下其他黑死病相关书籍的一大特点，尤其是菲利普·齐格勒（Philip Ziegler）的著作。[16] 只有将黑死病和第二次瘟疫大流行置于其特定的流行病学背景下，将其视作那场长达 300年的生态危机的一部分，方能更好地理解阐释。强调外生环境因素并不意味着置政治问题、社会问题和经济问题于不顾，而是力求从一种更加均衡的视角出发来阐释啮齿类动物种群、气象条件及冒险商人这三大因素在流行病传播中的作用。类似地，在研究 13 世纪末期粮食产量逐年下降的同时，调查降水量和土壤营养水平的变化，探究农民所种植的庄稼种类以及他们的财产继承方式亦同样重要。

　　撰写一部有关黑死病和第二次瘟疫大流行的书籍，途中困难重重。难点之一是许多错误解读已根深蒂固，成了主流势力。诸多史学家仍将研究重点放在黑死病造成的巨大死亡人数上。然而，人口的恢复能力足以应对单次打击，即便是像黑死病这般猛烈的打击，仅仅一次不会带来灭顶之灾。引发一系列巨变的是第二次瘟疫大流行中后续接二连三的疾病暴发。其他史学家有弱化鼠疫死亡率数据影响力的倾向，他们称黑死病仅仅带走了 20% 欧洲人的生命，而非 30%、40% 甚至 50%。可尤其是在流行病疫情连绵不绝的情况下，20% 依旧是欧洲史上最高的死亡率记录。用词不当的情况也屡见不鲜。一些专业史学家仍称黑死病为"黑瘟疫"。通常，学界将 1665 年暴发的流行病称为"大瘟疫"，如此命名有着充分的理由。这次瘟疫令 15% ～ 20% 的西欧人丧生，但包括这场灾难在内的所有中世纪流行病中没有一例被称为"黑瘟疫"。实际上，"黑死病"一词也并非中世纪用语，而是在 1550 年前后首次被用来指代 1347—1351 年期间的流行病。[17] 中世纪时期，人们只将其称为"疫"，简单又形象。到 15 世纪，任何一场对社会产生影响的灾难、流行病等从广义上来讲都是"疫"。

　　研究证据是撰写本书的另一大难点。中世纪史料极为匮乏，自然现象类的尤甚。编年史册上仅记载有"天气恶劣"等描述性话语，并未提供具体数据；寥寥数册中世纪晚期的自然史和农业年鉴中也没有昆虫或啮齿类动物的生活史记录。然而，新研究方法的出现还是为史学家们提供了有关中世纪晚期欧洲环境的大量信息。树轮年代学（树木年轮测量法）、花粉分析法和考古遗迹碳十四断代法能提供较为可靠的数据，包括测算平均气温和平均降水量，诊断退行性疾病，估算膳食营养价值等。应用包括计算机程序设计和高级统计学分析在内的社会科学研究方法，可得到较好的人口学数据。虽然其他重要指标的推算也必不可少，但过去十年间的研究又不断发掘出了诸多全新的信息。受到这些研究的启发，我将另辟蹊径，为读者呈现一个全新的视角。

第一章　鼠疫的自然史

　　所有传染性疾病都有自然史，黑死病也不例外。正确认识黑死病亦不能脱离其自然史。研究传染病的第一要素是环境。[1]今天所有游历欧洲的人都很难想象这片大陆1000年以前的模样。那时没有庞大的城市建筑群和工业园区，没有19世纪的鲜明特色，城市无论大小、数量都少得出奇。城市之间往往相距甚远，或是傍海而建，或是横跨大河两岸。12世纪中叶，只有意大利、荷兰的几个城市拥有5万以上的人口，也许巴黎也能算在内。但几乎所有城市的居民数都在1000左右。九成的欧洲人都居住在小镇、核式村落*或几百人的小村镇里，村镇与村镇之间相距15～20英里†。城镇乡村居住空间狭小，卫生条件极差，交通非常不便。讽刺的是，在规模如此小而闭塞的聚落里，大多数人都密集地生活在一起，过着拥挤的生活，没什么私密空间。

　　乡村周围环抱着农田、草场和林地，这也是人们勉强过活的经济来源。1250年前后，农田和草场成了欧洲的主要地貌，但至少在12世纪中叶以前，无论从规模还是密度上都是林地占优。远北地区，即斯堪的纳维亚和俄罗斯的大部分地区都是

---

*　nucleated village，核式村落，各户以村庄广场上的教堂为中心而建设。

†　　1英里＝1.609公里。

针叶林，以杉树为主，散在分布着桦树；排水不良的低海拔地区主要是沼泽、湿地和苔原。欧洲其他地区属落叶林带。普遍气温较低、湿度较高、土壤为酸性的波罗的海和北海*周围地区，以及东欧大部多山毛榉，四周有冬青树等冬青科植物。中欧多以橡树林为主。碱性土壤地区是橡树和桤木的混合林带，以阿尔卑斯山脉和喀尔巴阡山脉两侧为代表。气候更为湿润、土壤酸度更高的地区长有橡树林，周围有桦树和山杨，如法国中部和北部大部分地区及德国中部。阿尔卑斯山脉以南的地中海盆地大部，光照较为充足，气温更高，全年降水频率较低且分布不均，沙质酸性土壤。地中海盆地的人类居住史比北欧地区的长，人口密度也较高，因此，前者的森林密度比后者低。但即便是在 12 世纪，大部分树木都能在沙土中生存，尤其是人片针叶林（如松树和刺柏）。

　　研究疾病的第二要素是病因。[2] 包括鼠疫在内的所有流行病都是由寄生虫引起的。这些致病寄生虫通常寄生于大型生物体内。致病过程是人类与动物生态学的自然组成部分。第三要素是疾病的毒副作用，这也是人们最关切的问题。流行病学家通常将疾病分为致死性疾病和非致死性疾病两大类。非致死性传染病基本"已老去"，被研究得较为透彻。这些疾病往往只对宿主造成轻度伤害，这样才能源源不断地侵犯受害者。相反，较为"年轻"的寄生虫在尚未与宿主达成平衡状态以前便会造成疾病突然暴发，历史上每次周期性暴发无一例外都夺走

---

*　　North Seas，位于大不列颠群岛和欧洲大陆之间的大西洋海域。

了大量人命。疟疾就是一种"年老"疾病，病原体为疟原虫，使人虚弱却不致命。肺鼠疫是一种"年轻"疾病，致死率高达95%～100%。两种疾病都曾风靡一时，但因为鼠疫造成的死亡人数颇高，其影响力也更大。

研究传染性疾病的第四要素是传播途径。当然，这也是区分不同传染病的重要方法。人与人之间的直接接触是传播途径之一，通常经呼吸系统传播。代表疾病包括流感、白喉、麻疹和肺鼠疫。呼吸系统疾病传染性极强，几乎无法预防且与人口密度密切相关，因此在中世纪欧洲的城镇频频发生。肠道疾病的播散遵循另一种机制：经消化系统传播。代表疾病包括痢疾、伤寒和霍乱。与呼吸系统疾病一样，肠道疾病在中世纪也相当常见，反映了当时的社会生活条件，尤其是卫生状况之恶劣。正因如此，肠道疾病相较于呼吸系统疾病更易于通过改善公共卫生状况而得到根除。

传染病至少有四条传播途径。第三条是性接触，典型例子是螺旋体感染（尤其是梅毒）。性传播疾病的病原体暴露在外环境中时生命力极低，即便在气候温和的环境中亦是如此，因此在中世纪的发病率也低于呼吸系统疾病和肠道疾病。第四条传播途径相当常见：经动物宿主传染给人类。其中动物可为传播媒介（如疟疾和伤寒），也可为兽疫的第一或第二患者（如腺鼠疫）。动物在疾病传播中扮演着重要角色，人狗共患病达65种，人牛共患病有50种，人羊（绵羊和山羊）共患病有46种，人猪共患病有42种，人马共患病有35种，人鼠（大鼠和小鼠）共患病有 32 种，人禽共患病有 26 种。[3] 尽管发病率并不如呼吸系统疾病和肠道疾病一般高，但经动物传播的疾病更致命。因为大多数病毒和细菌病原体都是在经过宿主链时获得毒力的。

除了毒力，经动物媒介传播的疾病之所以如此重要还有别的原因。这类疾病的传播和发病率主要取决于动物宿主而非人类宿主，因此属于独立的疾病种类，需要单独讨论。腺鼠疫便是一个很好的例子。先是某地啮齿类动物种群发生地方性瘟疫，种群繁殖到一定密度后经由寄生虫（在腺鼠疫的情况中是鼠蚤）集中播散，传播细菌。这通常会造成地方性啮齿类动物患病，时而引发腺鼠疫流行。有些学者认为，传染性疾病是人类环境的基本组成部分，是人口密度作用下的产物之一，认为文明与疾病携手并行，共同发展。[4] 基于该理论，某种流行病的发病率将有赖于人居模式。呼吸系统疾病、肠道疾病、性传播疾病都可用上述理论解释，但套在经动物媒介传播的疾病上就解释不通了。后者的发病率主要取决于文明以外的因素，如气候和啮齿类动物种群及昆虫种群的密度及生态学特征。以人类为中心的观点来研究传染性疾病的疾病史，或者过分强调人类因素都将是十分危险的。在许多流行病中，人类作为病原携带者快速传播疾病，是因为人类进入了新生态圈（如 16 世纪美洲暴发的天花和麻疹），但在长期一直有人居住的地方则不会（如中世纪的欧洲）。

免疫力是影响传染性疾病病情发展的另一关键因素。人类有一系列复杂的防御机制来抵抗各种病原体的侵袭。病原体，指的是致病微生物和寄生虫。个人抵抗力又要受到诸多因素的影响，保护性抗体的数量就是其中之一。疾病病原体释放毒素进入血液循环，刺激身体产生的蛋白质便是保护性抗体。人体免疫可分为固有免疫和获得性免疫，获得性免疫又可分为主动免疫和被动免疫。若宿主自身体内产生免疫应答则为主动免疫，若直接向宿主输注免疫物质则为被动免疫。后者形成的免疫力往往是暂时的。在中世纪，主动免疫在确定流行性疾病的波及范围和暴发强度时尤为重要。包括天花和麻疹在内的呼吸系统传染病，其病原学特征通常变化不大。因此，第一次传染病流行的幸存者可获得一定的免疫力，疾病再燃时只会侵及上次疾病暴发过后出生的人。能使人通过患病获得免疫力的疾病对中世纪欧洲影响并不大。相较之下，病情更为复杂的多重感染对中世纪欧洲的影响则深远得多，包括痢疾、流感和鼠疫。人类从该类疾病中获得的免疫力相当有限，几乎为零。

中世纪的传染性疾病是从古典世界继承下来的遗产。大约从公元前 500 年至公元 550 年，动物种群与中国、中亚、印度、尼罗河上游地区及地中海盆地的文明交往甚密。因此，正如威廉·麦克尼尔（William McNeill）所说，欧亚大陆疾病库和非洲大陆疾病库在 6 世纪时出现了大融合，给地中海盆地带来了大量能适应温带气候的重要疾病。[5] 诚然，疾病扩散是一个漫长的过程。除了包括公元前 5 世纪雅典瘟疫在内的少数几次例外情况，整个古典世界是一段不受重大致命流行病打扰的时期，这一点对人口的稳步增长至关重要。直到2世纪，安宁被打破。但是，这一段生态和谐的时光是虚构出来的。事实上，具有逍遥学派特征的古代帝国才是孕育未来病症的温床，是疾病暴发的导火索。罗马人在公元前1世纪末打造起来的商务通信网络便是一个典型的例子，包括他们声名显赫的公路网，以及相较之下更为重要的海上商贸航路网。条条航线在地中海东部汇集后，向东经过阿拉伯半岛北部伸至阿拉伯海、印度洋和南亚；向西直抵意大利、法国南部高卢和伊比利亚，商品货物经过包括罗讷河在内的各大河谷运往内陆。海上交通相对更为快捷，遇上适宜的气象条件，不需多日便可抵达任何一个地中海港口。一个出发时还容光焕发的人，也有可能途中突然病倒，继而传染给船上所有同行者，将疾病播散至离始发站数百英里的地方。另外，船上装载的货物体积庞大，足以成为虫媒和带菌啮齿类动物的藏身之处。再加上沟通南亚、中亚、中东、尼罗河三角洲以及沿地中海欧洲海岸的巨型网络已经形成，将其比喻成一个疾病贮存池也不为过。

2世纪至6世纪，疾病池中涌现出三种新生的致死性传染病，打破了上古世界一片祥和稳定的生态结构。第一起发生在165年，一直持续到180年，受袭地区包括意大利和罗马帝国西部。将疾病传播至西部的或许是罗马军团，天花传入地中海地区很有可能也是因为如此。一些权威专家认为，天花产生于莱茵河—多瑙河前线的日耳曼部落之中。但即便如此，将疾病传播给帝国人民的显然也不是蛮夷，至少在3世

纪前绝不可能。[6] 天花是传染性最强的疾病之一，对于没有
固有免疫力的人群来说，其造成的打击是致命的。罗马帝国
就落得这般窘境。古罗马医生盖伦（Galen）曾预测，在天花
出现后的 15 年间，有四分之一至三分之一的意大利人因该疾
病而丧生。[7] 但因为天花病毒突变概率低，且幸免于难者往
往都能获得免疫力，故而在中世纪，天花往往只能影响其从
未侵染过的地区，以及从未患过此病的人群——主要是儿童。
因此，"儿童杀手"是中世纪天花最显著的标签。

251 年，继天花之后又出现了第二种重大流行性疾病，该
疾病也成为古典世界病种和中世纪病种的分水岭，这便是"安
东尼瘟疫"，极有可能是麻疹。北非迦太基*主教圣西普里安
这样描述道：

> 腹泻不止致使体弱气虚，发热侵及骨髓，表现为喉咙多处
> 溃疡，呕吐不断，摇晃得小肠不得安宁，双眼布满血丝灼灼烧
> 痛，脚的某些部分或某些脚趾因为腐败化脓不得不进行切除，
> 身体伤痕累累，体无完肤，每况愈下，有的日渐消瘦，有的听
> 力受损，有的双目失明。[8]

据称，麻疹在暴发高峰期时一日能掳走 5000 个罗马人的
性命。260 年以前，该疾病一直都是重大的健康威胁。麻疹在
很多方面都与天花极为相似，欧洲的医生们直到 16 世纪才完

---

* Carthage，古代北非奴隶制国家，在今突尼斯境内。

成了两种疾病的鉴别诊断。麻疹是一种由病毒引起的严重致死性疾病，经呼吸系统传染，主要侵害对此无免疫力或免疫力低下的人群。但麻疹与天花一样，患者一旦从麻疹中恢复即可获得永久性免疫力。因此在中世纪，麻疹通常来说多发于儿童。但是两种疾病的威力均不可小觑，尤其是它们初来乍到时对人类造成的危害。麻疹使人口锐减，加速了许多农村地区变为荒地的步伐（尤其是意大利西西里岛和北非的粮食产区），削弱了罗马军队的兵力，削减了纳税人的数量。麻疹暴发让东西方贸易出现了短暂的停滞、倒退，再加上天花，两者共同构成主流罗马帝国衰败理论的基石。[9]

　　尽管天花和麻疹在传染性疾病的自然史中占据着举足轻重的地位，但两者的影响力加起来也不及出现于541年的第三种传染病。这便是由一系列复杂细菌菌株——鼠疫耶尔森菌引起的鼠疫。[10]鼠疫的病原学能帮助我们较好地解释其历史重要性；各种鼠疫耶尔森菌的毒性不一，但该疾病往往致命性极高。在正常情况下，该细菌主要存在于跳蚤的消化道里，以印鼠客蚤（Xenopsylla cheopis）和欧洲鼠蚤（Cortophylus fasciatus）居多，但也能在人蚤（Pulex irritans）中存活。鼠疫杆菌间歇性地在蚤类胃中成倍繁殖，数量之大足以造成消化道阻塞，导致宿主饥饿难耐，生命也受到威胁，流行病学家们至今仍未完全参透其中的具体原因。"消化道形成菌栓的跳蚤"在摄食时通过胃液反流将大量鼠疫耶尔森菌传至被叮咬者体内。该过程对鼠疫的传播十分关键。并且，鼠疫杆菌无法穿透健康皮肤，只有通过表皮破损才能侵入体内。

携带鼠疫致病菌的啮齿类动物有几十种,其中包括土拨鼠、亚洲花金鼠、达乌尔黄鼠、美洲草原犬鼠,以及非洲沙鼠和非洲小鼠。花金鼠这些啮齿类动物通常居住在地表以下纵横交织的隧道网中,数量庞大。据估计,在俄罗斯南部的伏尔加河大草原上,平均每4平方英里*范围内便有32.5万只花金鼠。在欧洲,最重要的病原携带者是大鼠,以黑鼠(Rattus rattus)尤甚。黑鼠常有固定栖息地,迁移至距离窝洞200米开外的地方已是极为罕见。因为它们住得离人类颇近,对人类的威胁程度也最高。黑鼠是爬高能手,无论是农村乡间寓所的茅草房顶,还是城市中的高顶梁建筑和阴暗角落都难不倒它们。尽管黑鼠对鼠疫的传播确实发挥着重要作用,但仍需强调,它们并不是唯一的第二病原携带者。除了上述提到的啮齿类动物外,其他的第二中间宿主几乎包括除马群之外的所有家养动物和农场动物,马身上的气味令饥肠辘辘的肠胃阻塞的跳蚤也不愿接近。

倘若鼠疫耶尔森菌引起的只是地方性动物病,换言之,细菌只感染了啮齿类动物种群时,这种情况称为"鼠间鼠疫"。这对人间疫情的暴发至关重要:鼠间鼠疫意味着产生了疾病贮存池,鼠疫可于池中集中生存很长一段时间。疾病贮存池也可用以解释鼠疫的周期性暴发,最终奠定了该疾病在中世纪的重要地位。鼠疫耶尔森菌能在黑暗潮湿的啮齿类动物洞穴环境中生存,即便啮齿类动物因患地方性动物病或流行病身亡也不影

---

* 1平方英里=2.59平方公里。

响细菌的生长。因而一旦有新的啮齿类动物群落将旧群落取而代之，鼠疫便卷土重来。

携带鼠疫耶尔森菌的跳蚤只有在第二宿主数量显著减少时才会扑向人类。大多数第二宿主的血液中都能承载一定比例的鼠疫杆菌，但当细菌数量激增，侵及呼吸系统或神经系统时，第二宿主便只能举手投降。这时，跳蚤便会开始寻找下家，新的宿主有时候便是人类。人类不是鼠疫耶尔森菌的宿主，而是地方性动物病的受害者。实际上，人类是昆虫和啮齿类动物生态变化的受害者。

鼠疫主要有三大类——腺鼠疫、肺鼠疫和败血型鼠疫。迄今为止，腺鼠疫是最常见的一种，因此也是三者中最重要的。腺鼠疫从细菌感染到首批症状的出现，潜伏期约为 6 天。被带菌跳蚤叮咬后，首发临床症状一般为黑色坏疽性脓疱，接着可见腋下、腹股沟或颈部淋巴结肿大，肿大部位取决于跳蚤叮咬部位。接着是皮下出血，出现紫色斑点和淋巴腺水肿，腺鼠疫便是由此而得名。出血导致细胞坏死和神经系统中毒，最终引发神经障碍和心理障碍，这也能为黑死病流行期间举行的死亡之舞仪式找到合理解释。腺鼠疫虽说是三类鼠疫中毒力最小的，但仍然具有极高的致命性，病死率高达 50% ～ 60%。

肺鼠疫的独特之处在于它可以直接在人与人之间传播，部分原因是肺鼠疫特殊的病原学特征所致。人只有在体温骤降，感染灶转移至肺内时才会患上肺鼠疫。经过 2 ～ 3 天的潜伏期后，患者急起寒战，紧接着开始严重咳嗽、肺实变，迅速出现紫绀、血痰等症状和体征。痰液中含有鼠疫耶尔森菌，可直接在人与人之间通过飞沫传播。感染后会继发神经障碍甚至昏迷，病死率达95%～100%。因此，尽管肺鼠疫的发病率低于腺鼠疫，但前者的毒力要比后者强得多。

与腺鼠疫一样，败血型鼠疫也是经昆虫传播，但其确切的病原学特征以及其为何在某几场特定的疾病流行时偶然出现，尚未得到充分的论证。众所周知，在败血型鼠疫患者体内，鼠疫耶尔森菌大量入侵血液循环。患者数小时内出现皮疹，一天之内腹股沟淋巴结炎甚至尚未来得及发生，患者便暴毙身亡。这种类型的鼠疫一旦得上必死无疑，但发病率极低。由于侵入血流的细菌数量极多，人蚤甚至是体虱都可携菌传播。

鼠疫流行病是否暴发取决于某些特定的环境因素。首先是昆虫和啮齿类动物的生态因素，携带病菌的跳蚤和啮齿类动物必须栖息在离人群较近的地区；跳蚤必须出现胃肠阻塞，或有鼠疫耶尔森菌滞留于消化系统中；第二宿主必须在跳蚤转移至第三宿主前死亡；第二宿主中必须暴发动物流行病而非地方性动物病；第三宿主必须为人类，而非其他大型哺乳动物。第二个关键因素是气候。印鼠客蚤这种鼠蚤生命力极其顽强，它可在啮齿类动物宿主的粪便，或是废弃的大鼠巢穴，甚至可以在纺织包装袋中生存6个月甚至一年之久。但印鼠客蚤只有在温度处于15℃～20℃之间，同时湿度处于90%～95%之间时才较为活跃。寒冷气候会限制跳蚤的活动，酷热状态又会妨碍其繁殖，湿度低于70%则会直接要了它们的命。西方世界的不同地区正是受到这些气候条件的限制，使得鼠疫只在特定季节发生。例如，欧洲西部通常在夏末秋初。需要重点提到的是，各种环境条件均得到满足的情况下，鼠疫才会流行。

鼠疫也许是所有人类感染性疾病中毒力最强的。[*]但在历史上，该疾病的发生频次之高已盖过了其毒力之强。鼠疫每次都不是以地方性流行病的形式出现，一旦暴发便是世界性大流行。世界性大流行由一系列地方性流行病构成，呈周期性暴发。如上所述，首先是鼠疫耶尔森菌在某地区的啮齿类动物种群中滋生蔓延，取决于各个气候条件和生态条件。一旦暴发世界性大流行，地方性鼠疫平均每 2～20 年便会再燃一回。因此，每一代人都至少会经历一次鼠疫地方性流行，该疾病也会定期造访，抑制人口。鼠疫毒力之高、出现频率之高在传染病中实属罕有。

鼠疫耶尔森菌最初产生于世界上的某些特定地区。这些永久性疾病贮存池被称为"自然疫源地"，其中就包括了中亚、西伯利亚、中国云南省、伊朗和利比亚部分地区、阿拉伯半岛以及东非地区。欧洲几乎从未出现过自然疫源地，但由于其建立起来的密切商贸往来，以及欧亚大陆和地中海盆地之间的广泛地理联系，也可以称得上是疾病贮存池。欧洲流行的鼠疫有两种形式。第一种是流行病学家口中所谓的"临时疫区"。鼠疫长期留存在贮存池中，如上述提到的世界性大流行。当啮齿类动物种群和细菌菌群的生态学及病原学条件发生变化时，临时鼠疫疫源地随即消失。第二种形式是流行时间较短的疫点。

---

[*] 目前研究显示肉毒杆菌毒力最强。

各疫点偶发鼠疫的地方性流行，未造成该地区昆虫或啮齿类动物种群的大片流行。这其中就包括了数次败血型鼠疫的地方性流行，毒力之强使患病者几乎无人幸免，贮存池也就无从谈起。地方性流行随着艘艘轮船抵达各个港口，传播范围也因此受到了限制。

中世纪的欧洲受到了两场鼠疫世界性大流行的侵袭。第一场极有可能发源自东非，沿尼罗河一直传到下埃及*，继而又进入人口相对密集的地中海盆地东部。[11] 第一场鼠疫世界性大流行一直以来都被冠以"查士丁尼瘟疫"的名号——该病暴发时，统治拜占庭的皇帝之名。541 年，查士丁尼试图从新日耳曼霸王的手中夺回古罗马帝国的西部版图。拜占庭历史学家普罗科匹厄斯（Procopius）写道：

在此期间发生了瘟疫，人类险遭灭顶之灾。天堂曾抛下诸多其他的苦难灾祸，一些大胆的人也已经指出了他们认为的祸根之源，譬如这些方面的专家曾提出种种理论试图进行阐释；因为他们乐于凭幻想拼凑出人们无法理解的事情发生的原委，再编造出稀奇古怪的自然哲学理论，既心知肚明这些理论说明不了什么问题，又觉着用来蒙骗他人信服自己的观点已绰绰有余。但对于现在这场天灾，任何人、任何语言都无法描绘，也构思不出任何理论来解释，只能完完全全交由上帝发落……

---

*　Lower Egypt，指尼罗河三角洲及开罗南郊。

一切都始于住在贝鲁西亚的埃及人。接着疾病一股脑地向亚历山大港涌去，又向埃及其余的各个地区蔓延开来。瘟疫造访了紧挨埃及的巴勒斯坦，并以此为原点向世界各地播散，一路肆虐，抓住一切时机乘虚而入。其行径的轨迹仿佛有所预谋一般，每到一个国家便逗留一段时间，每到一处都要轻蔑地呼啸而过，留下一片荒芜，似乎害怕漏掉任何一个能春风吹又生的角落，耽误它完成毁灭世界的使命。瘟疫没有留下任何一座有人栖息的岛屿，或者任何一条尚存人烟的山脊。倘若还有那么一处，经历了瘟疫却仍有人幸免，仿佛这病终于网开一面，瘟疫不久之后终于还是卷土重来……

大多数染了病的人无论是梦是醒都浑然不知究竟发生了什么。接着，下述一系列事件　个接一个地发生：患者突然发起高烧，一些人直接从睡梦中惊醒，还有的则是日间发热，与发热时在进行的活动无关，毫无预兆，毫无规律；肤色未见明显变化，发热前体表温度也无波动，未出现任何炎症，但一旦发烧，患者整个人便觉浑身无力，精神萎靡；直到夜幕来临，无论是患者本人还是触诊患者的医生都未见任何潜在危险。因此，所有患病者自然而然都不认为这是一种人命关天的人病。但有的人会在发病当天或第二天，在腹部下方的腹股沟区出现腹股沟淋巴结炎，或在腋窝下、耳朵旁、大腿不同区域，或身体的其他地方出现大块水肿。[12]

6世纪，查士丁尼瘟疫几乎"席卷全球"，中南亚、北非、阿拉伯半岛、欧洲北至丹麦西至爱尔兰，无一例外均被卷入其中，其中欧洲的疾病死亡率尤其高。东亚地区勉强可以说幸免于难。541 年秋至 542 年春在拜占庭帝国的中心君士坦丁堡，鼠疫的致死性达到了顶峰。据称，该疾病在四个月内夺走了城内 20 万条生命，约占城市总人口的 40%。[13]意大利、法国南部、莱茵河谷、伊比利亚半岛也遭到了毁灭性打击，鼠疫直到 544 年秋才恋恋不舍地离开。查士丁尼瘟疫接近尾声时，阿尔卑斯山脉以南有 20%～25% 的欧洲人口离开了人世。从政治层面出发，这场瘟疫使得拜占庭攻占地中海西部的计划全面瘫痪，也许也最终导致近百年后拜占庭帝国输给阿拉伯帝国。从传染病历史的层面出发，这场瘟疫是 400 年来欧洲发生的第三次世界性大流行，上一起还要追溯到近千年以前，从毗邻印度洋的小岛上传至西方的那次。

　　查士丁尼瘟疫在欧洲的跳蚤和啮齿类动物中建起了鼠疫耶尔森菌的临时疫源地，这才确保了在未来的 200 年中，每 10～24 年便会有一场鼠疫世界性大流行的地方性流行病卷土重来。[14]558—561 年，鼠疫再燃，又是始于埃及，播散蔓延至地中海盆地东部，直捣君士坦丁堡，后又向西奔去，经过意大利的拉文纳港和热那亚港进入法国南部。580—582 年以及 588—591 年间，疾病再次暴发。后一次从西班牙传播到了法国南部和意大利，颠覆了固有的传播模式。有证据表明，第三、第四和第五次鼠疫地方性流行病因受到天花围攻，形势进一步恶化。599—600 年发生了第六次地方性流行病。这是继查士丁尼瘟疫后，法国南部和意大利发生的致死性最高的感染性疾病，约莫 15% 的人口因此丧生。

600 年后，第一次鼠疫世界性大流行再燃的数次地方性流行病毒力不断减弱，但发生频率并未降低。608 年、618 年、628 年、640 年、654 年、684—686 年、694—700 年、718 年以及 740—750 年，欧洲地中海大部屡屡受侵。746 年鼠疫地方性流行病侵入西西里岛和卡拉布里亚，762 年又造访了包括那不勒斯在内的意大利南部。上述两起地方性疾病波及范围受限，表示病原菌是经外籍船只携带入境，而鼠疫耶尔森菌不再能引起本地啮齿类动物种群的地方性动物病——有可能是因为病原菌菌株发生了突变，或者是啮齿类动物或昆虫生态学特征发生了变化。到了 8 世纪末，第一次鼠疫世界性大流行也渐渐告一段落。

第一次鼠疫世界性大流行尽管主要波及地中海盆地，类型也主要以腺鼠疫为主，但还是在欧洲中世纪早期的历史上打下了不可磨灭的烙印。因其再燃不断，欧洲人口也一直低于 541 年疾病死亡率达到顶峰前的水平。据人口历史学家 J. C. 拉塞尔（Russell）估计，541—700 年，欧洲人口损失 50%～60%。[15] 当代人对新产生的疾病疑惑不解，14—15 世纪的人们对当时的疾病也是丈二和尚——摸不着头脑。人们往往会从《圣经》注解中找寻对疾病暴发原因的解释，而高死亡率则被归因为神的审判。人们举行朝圣活动和虔诚游行活动的情绪高涨，基督教会反而在流行病肆虐期间扩大了自己的影响力。几乎没有任何统计学证据可以用以衡量鼠疫大流行对经济和社会造成的影响，但至少在鼠疫突然暴发期间，商务往来和贸易格局都遭受破坏，食品生产和食品分配的模式也被迫改变。第一次鼠疫大流行严重阻碍了欧洲黑暗时代*的发展。

8 世纪末至 14 世纪中叶，欧洲基本躲过了大多数流行性疾病。[16] 侵及地域较为局限的感染性疾病时有发生，病情往往较为严重，870 年暴发的那起无法鉴定是何种疾病的传染病便是一例，它席卷了整个欧洲西部，带走了大约 10% 的英国人和法国人的生命。在此期间，大多数传染病都是地方病，与饥荒、营养不良或植物病害相关程度颇高。例如麦角中毒反复出现，该疾病又名"圣安东尼之火"，流行于 10 世纪中叶至 11 世纪中叶。除了几例孤立的沿海地方性流行病以外，鼠疫在 1347 年以前未曾大举重来。天花和麻疹通常也仅限于青少年人群发病。从中世纪人口学特征来看，儿童期疾病相对不太重要，这些疾病对全人群的影响十分有限。与此同时，流感和斑疹伤寒在 15 世纪末和 16 世纪祸害人类，也没有造成什么显著的打击。一定程度上，由于这些对人口增长的主要限制因素遭到了遏制，9—14 世纪成为中世纪欧洲人口增长最快、经济发展最快的时期。

10—13 世纪，欧洲最重要的传染病是麻风病，又称汉森氏病。[17] 这是一种慢性感染性疾病，病程持续数年，进展缓慢。患者若仅患麻风病一种疾病，死亡的病例少之又少。然而，它确实会给患者带来数十年的痛苦折磨，将他们的呼吸系统和肠

---

* Dark Ages，指欧洲 4—10 世纪。

道蹂躏得脆弱不堪。麻风病本身传染性不强，但因为其对身体残害程度深，常常使患者伤痕累累，心生恐惧。患者的肢端和面部都会日渐瘦削，直到骨瘦如柴到几乎面目全非。除了可怕的面容，患者身上坏疽的部分还会发出恶臭，种种因素加起来让疾病本身和沾染疾病的患者都让人不禁心惊肉跳。

中世纪的社会没有能力为麻风病患者提供预防措施，也没有能力治愈他们的疾病，能做到的便是隔离。一旦确诊，麻风患者便会被认为是行将就木，并为他的灵魂吟诵一首追思弥撒的安魂曲。铲一抔土到他的脚边，象征着就此离开社会主流，而患者也将被转移至麻风病医院，在那里与世隔绝，亲友一律不得探视，就这样度过余生。绝大多数医学权威均认为麻风病源于神之审判，凡夫俗子将永远找不到治愈良方。在为数不多的反对者中，其中一位是13世纪大名鼎鼎的英国医生吉尔伯特斯·安格里克斯（Gilbertus Anglicus）。他花了数年时间观察麻风病患者，得出结论称该疾病传染性不强，以神经系统受累为主，可按其他神经相关疾病进行治疗。但即便是吉尔伯特斯本人也未提出具体的治疗方案，只是简单提了几条诸如平衡"心境"的建议，这也是从希腊人那儿沿袭下来的在中世纪较为流行的治病方子。隔离是最实际的治疗方案，从许多层面上来讲，这也是最人道的处置方式。

麻风病的致死率不高，对人口的影响也十分有限，根本无法与鼠疫或天花相提并论。但它确是一种重要的文化现象，涉及欧洲的精神灵魂、艺术宗教。基督教认为麻风病患者是不净的，因此麻风病又被称为"灵魂之疾"。由于病患被迫与社会隔离开来，他们的公民合法身份也变得模糊。在许多意大利的北部城市里，宗教法规专家都被召集在一起共同讨论麻风患者的财产转让问题。包括特里尔和美因茨在内的一些莱茵兰城镇出台了一系列复杂详尽的法律法规，规范麻风病患者的每日生活：他们不得进入任何教堂、集市、商店，不得出现在任何的公共场所；不得从任何一个市政水源取水、用水或饮水；必须穿专门发给麻风病患者的衣服；触碰任何物品必须使用专用棒，且不得进入旅店酒馆；严格禁止发生任何性行为，与配偶也不行；所有公共建筑只有佩戴手套后方可触摸；无论何时都不允许脱鞋。如果有正常人愿意与麻风病患者打交道的话，甚至还要求他们必须站在正常人下风口的位置。

8—13世纪，麻风病的发病率一路走高，在14世纪初达到顶峰，15世纪几乎销声匿迹。学界有几种理论解释了该疾病的发生、发展和消亡。麻风病的兴起常常被认为与大众的相伴行为有关；相伴行为的增加也随之产生了更多的潜在患者和实际患病者。相较之下，疾病的消亡就没那么容易解释了，对此也引发了数个理论的不同观点。[18] 其中一种理论将其归因于黑死病。大瘟疫卷走了整个欧洲三分之一至一半的人口，已经被麻风病折磨得不堪一击的患者群体死亡率更高。第二次世界性大流行后续发生的数次地方性流行病效果趋同，到1400年，欧洲大部分麻风患者都已命丧黄泉。第二种理论将其归结为不断进步的医学分析。麻风病的特征性症状是皮疹，特点与其他常见皮肤病的皮疹较为类似。一些现代专家学者认为，大多数中世纪年代史编撰者和医生未经鉴别诊断便把很多患者直接归为"麻风病病患"，他们实际上得的有可能是天花、麻疹，或者只是严重的皮疹或痤疮。到 14 世纪后叶，内科医生、外科医生和药剂师医术日渐精湛，鉴别诊断能力也随之提高。医药书籍中罗列出了各种不同类型的皮肤疾病及其鉴别诊断法，诊断汉森氏疾病的准确度也明显提高。[19]

第三种理论重点将麻风病的消亡与肺结核发病率的攀升联系在了一起。在一些病例中，可以用对肺结核的免疫应答来测量患者对汉森氏疾病的耐受程度。麦克尼尔（McNeill）指出，肺结核因其传播速度极快，发病率超过了麻风病，而后者传染性并不强。[20] 因此，未被结核病夺去性命者对麻风病具有一定程度的免疫力。第四种理论将麻风病的消失归功于医疗卫生的改善，城市更为明显。第五种理论则着重强调了维生素 C 消费量的增加。无论麻风病究竟为何消失，除了挪威和波兰少数几个与欧洲其余各部联系较为贫乏的地区外，麻风病发病率显著下降，欧洲许多麻风病院关门大吉。人们将关注点转移到了其他疾病上，尤其是鼠疫。有的麻风病院改作养老院或济贫院。

14 世纪中叶，欧洲相对不受疾病困扰的时期戛然而止。10 世纪至 13 世纪中叶，人口增长近 300%，达到 7500 万～ 8000 万人，也是近千年来的最高值。[21] 帝国主义进一步拓宽西方基督教的疆界，大举进入俄国、伊比利亚和巴勒斯坦。欧洲内部的贸易交通大幅改善，开辟了新的阿尔卑斯隘口，意大利与荷兰两国的城市间建起了直接连通的海上之路，波罗的海和北海腹地也与欧洲大陆其他各区域完成了融合。流行病学认为，最重要的莫过于欧洲、亚洲和非洲之间的交往密切程度前所未见。为了减缓黄金短缺的速度，意大利商人转而向阿拉伯中间商寻求帮助，以获得撒哈拉沙漠以南地区的黄金。随着奢侈品和香料需求不断上涨，越来越多的船只、商队不远万里来到中南亚地带。大多数这类贸易都要经过中东掮客之手，但自12世纪之后，欧洲人在其中的作用日益凸显。总体来看，东方与西方的联系空前紧密，密切的关系大大促进了商贸的发展，也改变了传染性疾病的平衡关系，改变了疾病模式。到12世纪末，欧洲疾病贮存池一片风平浪静。[22] 天花、麻疹、疟疾、麻风等疾病在欧洲人群里暂时处于平衡状态。而最危险的流行病杀手鼠疫也销声匿迹。但到了13世纪，气候变化让欧亚大陆的昆虫及啮齿类动物的生态学特征悄然生变，加上蒙古部落开始了他们征服中亚之路。这些因素以及欧洲发展起来的新的政治、社会和经济形态（部分原因是鼠疫不再猖獗），共同将西方历史推向新的轨迹，走上了一条不可回头的道路。

第二章　欧洲的环境，1050—1347 年

　　10—13 世纪往往被称为中世纪的鼎盛时期，其间持续稳定的人口增长是欧洲发展壮大背后的动态因素。在长达近 700 年的人口下降或停滞后，学者们对人口重新增长的重要程度各持己见，但学界就其背后的原因已达成共识。第一，10—11 世纪的数项农业技术创新使得粮食出现了盈余。[1] 这其中就包括各类新谷物的种植；三圃田农耕制的兴起；新马具的出现能提高马匹利用效率；马取代牛成为新的役畜；新能源的发现，如风车和水磨的利用等。第二，11—12 世纪，贵族阶级重掌政府大权，手握新生王权和兵权，欧洲自 8 世纪加洛林时代以来首次出现政局稳定的大环境。稳定的时局也终结了长达 200 年的侵略历史。第三，欧洲长期以来流行的各种疾病达到了稳定状态，中世纪鼎盛时期是所谓"不受疾病侵扰"的时期。没了疾病打扰，欧洲的人口从 950 年的 2500 万增至 1250 年的 7500 万。某些地区的增速甚至更快。例如法国的一些城市，人口年增长率超过 1%，这对前现代社会来说是个相当高的数字了。[2] 一些边缘地区出现了更高的增长率；许多学者认为，德国东部的人口在这几个世纪达到之前的 4～5 倍之多。[3]

　　随着人口稳步攀升，从某种程度上也是因为受到了人口增加的刺激，社会、经济均发生了重大变化。"三等级学说"是

分析中世纪鼎盛时期的指导性理论，即社会阶级可自上而下分为三重等级。首先提出并发展该学说的是 11 世纪的几名法国教士，他们发现自己的利益与统治阶级——卡佩王朝的君主密切地联系在一起，后者统治下的社会结构清晰且局势稳定。该学说代表人物是拉昂的阿德尔贝隆（Adelberon）和坎巴拉的热拉尔（Gerard）两人。[4] 第一层阶级，或者说第一等级，为神职人员。他们的职责是通过祷告和值得人们赞颂的行为为全天下汲取神的恩典；而实际上，因许多神职人员都受过良好的教育，博学多才，因此他们也是整个社会的官僚或书记员。第二层阶级是士兵，这些军事精英的职责是为大众提供保护。第三层阶级是劳动者，也就是除了前两层阶级以外的所有人，起到支撑和扶持官僚、军事精英的作用。在 11 世纪，劳动者阶级只由农民和乡下人构成，即农业工人。但自 12 世纪以后，城市工人、商人组成的资产阶级势力不断发展壮大，尽管他们人不在多数却意义重大。三等级学说旨在维持一个秩序井然、相互依存、和谐共生的社会，上帝在地球上的代理人——国王负责维持这种稳态。该学说的支持者称，三重阶级是依据神的旨意而设计的，作为当时唯一的大众传播工具，教堂中的布道坛被用来宣传该学说。

由于欧洲的财富大多来源于土地生产，因此，即便在 12—13 世纪的城市扩张之后，贵族阶级和农业工人依然占据着特殊的地位。农业工人本质上是农民，在采邑制下生活。到 11 世纪，采邑制度已发展得十分成熟。这一时期的农民通常是农奴，毫无自由可言，持有的土地全都归军事贵族管控，军事精英这一阶层的领袖便是国王。无论三等级学说的支持者们如何宣扬自己的观点，到1200年前后，国王不过是军事贵族中的一员，只是地位相对最高，真正的政治实权完全掌握在各地方的土地所有者手里。马背上的地主们穿着锁子甲列队打仗。他们需要时间，也需要资源来进一步打磨自己的军事技能，支付持续战争所需的巨大花费。拥有一个稳定的农奴群体最能满足当下他们的需要，正因为如此，欧洲绝大多数农民没有能力自保，他们没有人身自由。

农民尽管在土地上耕种，却没有土地所有权。[5]他们替地主照看土地，通常来说可以分为三种情况。第一，农民向地主交租方能开垦实际的耕地，或使用庄园内的房屋和花园。第二，农民对领主自留地承担有劳动义务。领主有权拥有私有地的劳动产品，但无须亲自耕种，而是享受农民提供的免费劳动。福利劳动是农民劳动服务的另一方面，即丰收季节农民需为私有地提供额外劳动服务，平时也要偶尔提供福利劳动，否则将剥夺农民收获庄稼的权利。第三，农民对地主还承担着一系列琐碎的义务，即"平凡义务"。这其中就包括要定期向地主缴纳继承税、结婚税和磨坊税。

12世纪中后叶，种种义务的本质开始发生变化。首先是产生了履行缴纳租金义务的新方法。11世纪至12世纪初，大多数农民用"不同种类的物品"抵付租金，即用"食物"或其他"产品类别"进行支付。然而到了1200年，许多农民开始用现金或某些铸币进行支付。无论是现金还是硬币都是从出售盈余的农产品中得来，通常情况下买家是城镇居民。城镇的崛起也是人口持续增长的另一个副产物。

土地保有权的第二重变化是一部分农民在一定程度上获得了自由，有的甚至完全得到了解放。有两种方式能重获自由身。第一，农民可以通过出售粮食赚得的现金购买劳动服务豁免权。需要重点强调的是，自由意味着摆脱了劳动服务，但不代表不用交租。地主仍然是土地所有者，是国王的直属封臣，农民仍须支付土地使用费。

第二种获得自由的方式是开垦土地，即扩大耕地范围。11—13世纪，整个欧洲都在拓荒，以北欧平原最为显著——在湿地沼泽建设排水系统，在北欧及波罗的海沿岸筑坝建堤，砍伐、焚烧、清理原始落叶林和针叶林。一些人类长久定居区已建立起了成熟完备的采邑制度，新耕地的开垦直逼定居区边界。但绝大多数被开拓出来的耕地都在基督教国家的边缘地带。新土地的所有者，或者说封臣一如既往还是地主，但真正付出劳动的总是农民。农民只有拥有土地自由占有权才能移居至边境地带。自由占有权意味着他们只需缴纳租金，除此以外没有其他任何义务。而倘若他们永远只在自己的出生地附近转悠，大多数人的租金只能靠一分一角地慢慢枞攒。荷兰的农民非常擅长在低洼、潮湿的地区耕种，市场对于这类农民是供不应求的。他们中有许多人在12—13世纪亲手将北欧的一片荒郊野岭开辟成了耕地，堪比北美拓荒者在18—19世纪的壮举。欧洲东北部非常适宜种植谷物。一旦将土地清理出来，建好排水系统，播种丰收，便可摇身一变成为重要的粮仓。莱茵兰及低地国家*的城镇建设也就有了指望。

各个地区纷纷在已经建成的庄园周边开展扩大耕地面积的土地开垦运动，虽然没什么浪漫因素可言，却比轰轰烈烈的边境运动更为重要。选择留守家中且家庭规模更大的农民也需要更多的土地，但他们只能觊觎当地剩下的矮树丛、牧地、草场和森林，整片开阔的东部都不可能属于他们。若新开垦耕地就在已有田地附近，则直接并入已有田地。除此以外，大部分新田地都成为个人保有财产。因为近年来这些土地上未曾进行过任何耕种，其附带的义务也就无从谈起了。既然土地清理完毕之前地主们从中颗粒无收，现在能从中拿一笔固定租金对他们而言也是极好的，也就免了传统意义上的那些劳动义务，毕竟聊胜于无。因此，许多没有加入拓荒运动的农民，或没有资本购买劳动服务豁免权的，在新开垦的土地上依然能获得部分自由。在这里有必要重申，上述所有的"自由"农民，即便是拓荒者，仍免不了向地主交租，因为他们中没有任何一个是耕地的土地所有者。但是，这最繁重的义务——无偿劳动，他们是再也不用承担了。

新开垦出来的农田都迎来了丰收，也带来了粮食盈余。尽管欧洲的人口仍在飞速增加，但大多数学者依旧相信，粮食供应，尤其是谷物的供应，增速更猛。10—11 世纪，在农业创

---

* 指荷兰、比利时和卢森堡三国。

新应用的带动下，种子产量在肥沃的处女地上得到了保障，收成从微不足道的 2 : 1 ～ 3 : 1，增至可观的 5 : 1、6 : 1，甚至 7 : 1、8 : 1。[6]12—13 世纪初，欧洲的主食是碳水化合物，蛋白质相对匮乏，尤其是动物蛋白。许多北欧农民还过着每天早上一碗粥，中午啃面包或奶酪加麦芽酒，晚上肉汁汤的生活。有时候还能有几片鲱鱼、蔬菜、培根、牛奶和苹果酒；只有在精挑细选的几个良辰吉日才能享受牛肉、鹿肉、家禽肉或猪肉。纵观整个地中海盆地，饮食种类丰富多元，但谈不上营养均衡：偶尔有红酒、羊肉和橄榄油衍生物作为加餐，但总体来看，多数人还是以谷物为主。尽管如此，这一时期的人均热量消耗依然处于近几个世纪以来的最高水平。无论从哪个方面看，欧洲都在蓬勃发展。

到 12 世纪末，采邑制度还发生了其他重大的变化。许多赋予农民减轻劳动待遇的地主都放弃了直接耕种自己的土地。指挥监督满腹牢骚、心有不甘的农民工人劳动实属不易，即便是地主及其随从能吃到的食物也不多。随着新农产品的结余，粮食市场呈现一片欣欣向荣的景象，对地主阶级来说最简单的操作无非是将整个庄园农场"全盘承租"，即将私有地纳入大的土地体系，让农民自行耕种，自负盈亏，用现金交换劳动服务。这样一来，地主们实际上完全成了靠收租生活的人，不用躬亲种地，却能从自己的土地里获得固定收入。

上述提到的欧洲农业经济所经历的变化拉动了一种高效经济组织模式的发展，抛开别的不谈，该模式将刺激个人追求物质利益。12世纪中叶以前的采邑制度效率低下又浪费资源。农民通过缴纳固定租金获得了土地耕种权，但是要适应新的市场行情绝非易事，想进一步增加利润的确希望渺茫。12—13世纪，无论是经济形势还是土地保有情况都发生了变化，一切现有格局必须重新洗牌。人口增长和人均摄食量的增加带动了粮食产量向上攀升。由于任何粮食盈余都或多或少能赚得利润，熟练的栽种农民也因此收获了额外财富。到12世纪80年代，市场经济已在整个欧洲发展起来。

欧洲农业经济硕果累累，带动了真正的城市革命。[7]粮食盈余加上人口增长让越来越多的人离开了土地依然能生活。非粮食生产的专业化程度越来越高，与大江、大河、大海相关的产业以及条件未达最优程度的耕地农田尤为如此——粮食等散装货物的陆路运输效率过低，危险系数过高，利润率低下。实际上，已经建成的城镇与农村共同发展，新建立的城镇也取得了繁荣进步，当中的代表要数意大利中部北部、荷兰和德国北部。旧贸易航路得到加固，还开辟了新航线。意大利商人将来自亚洲和中东的商品带到了欧洲各地的市场。一支又名为资产阶级的工商业队伍发展了起来，其主要资产是流动资本而非土地。意大利发展出了一套极其复杂的银行、信贷、保险体系。到13世纪初，因为利润率颇高且风险相对较低，它使招商引资成为可能。以佛兰德*和托斯卡纳†为代表的部分欧洲地区还出现了类似资本主义的社会制度和创业工业。经济发展成绩卓著，许多学者将这一时期称为"商业革命时代"。

11—13世纪初，政府规模也得到扩大。[8]人民更加富裕的同时也意味着国王、地主、商人、皇亲贵族都拥有了新的资金来源。欧洲大部分地区都利用增加的财政税收来建设新官僚主义，招募专业军人，而没有经验的官员人数却越来越多。西欧许多地区出现了势力强大的国王，威胁着贵族阶级的政权。而意大利和荷兰的城镇居民又极力主张维护自己国家的主权。这一时期，文化也得到了长足发展，始于1080年前后的知识大传播也被史学家冠以"12世纪文艺复兴"之名。[9]到13世纪初，思想运动不断膨胀，远远超越了"重生"的定义。学问之深、之复杂使包括经济学在内的高等教育学科专业化程度不断增强，也促进了高等学府的分科分类。

西方基督教的扩张高度总结了11—13世纪的社会发展特点和实质。[10]东欧将其称之为"东征"（Drang Nach Osten），即将日耳曼麾下的各个斯拉夫民族整合进大欧洲。在伊比利亚半岛，法国、诺曼底和西班牙的爵士开始了收复失地运动（Reconquista），收复8世纪以来受穆斯林统治的部分欧洲疆土。来自欧洲各地的基督教士兵应征入伍，加入了十字

---

* Flanders，中世纪西欧的一个国家，今为欧洲西北部的一个地区，在北海沿岸，包括法国西北部部分地区、比利时的东佛兰德省、西佛兰德省以及荷兰的西南部部分地区。

† Tuscany，意大利中西部行政区，昔为大公国。

军，力图以武力讨伐的方式从土耳其人手中夺取圣地的控制权。收复失地运动和十字军东征给欧洲文明带来了巨大的文化宝藏。西方士兵接触到了无论从物质上还是从智力水平上都更加高级优越的文明，他们带回来的商品货物、观念思想促进了欧洲的进一步发展，文明沟通交流本身也得以延续下来。

13世纪上半叶，中世纪欧洲达到了发展的顶峰。从那开始，国际社会在很长一段时间里一直处于和平稳定的局势之中。天主教会的影响愈加广泛；英诺森三世（Innocent Ⅲ，1198—1216年在位）也许是天主教会最杰出的教皇。方济各会和多明我会声望显赫，一座座气势恢宏的哥特式大教堂更是象征着基督教权威的丰碑。政府当局亦是威震四方，管辖范围之宽广前所未有，社会地位及人际关系越发趋向于受财富主导，而不再由出身决定。总体来讲，这是一个不断迸发新希望的盛世。

13世纪中叶，势态忽然生变。大多数变化都是社会因素造成的，也有一些是受到了环境因素的影响——其中最重要的无疑是气候变化。近年来，许多历史学家都认为气候变化对前现代社会影响重大。中世纪欧洲的大部分财富都源自土地生产，在这种经济制度下，气候着实是举足轻重的环境条件。据对冰川和孢粉的考证，750—800年至1150—1200年，欧洲出现了一定程度上的升温。[11]古气候学家已经给这一时期贴上了"中世纪暖期"的标签，或更常听到的是称之为"小气候适宜期"，与史前的"大气候适宜期"相呼应。8世纪末，阿尔卑斯高山冰川开始消退。花粉研究结果表明，费尔诺冰川及法国北部阿登高地附近的山毛榉林已经延伸到了它们公元200年生长地带的边界处。在德国，各种公元200年后便不见了踪影的落叶植物再次焕发生机，北大西洋海岸发现了沉积的有孔虫类内核。一切现象均提示我们，750—800年至1150—1200年，欧洲气候有变暖趋势。该时期的平均气温极有可能比350—400年至750—800年高出1℃有余，且整个时期冬季都更加暖和，夏天都更加干燥。

学界将中世纪鼎盛时期的众多政治、社会和经济趋势归功于"小气候适宜时期"。一些学者不仅反复强调农业活动在中世纪经济中的突出重要性，并称"小气候适宜时期"的气候条件促进了9—12世纪粮食产量的激增。还有学者将其归功于该时期海陆交通的发展、商业贸易和城市化的扩大，甚至是归功于整个商业革命。

到12世纪末，长达400年的"小气候适宜期"渐进尾声。自1150—1200年至1300—1350年，气温下降，湿度上升。各阿尔卑斯高山冰川，包括费尔诺冰川、伏尔纳冰川、阿莱奇冰川和格林德瓦冰川自8世纪来首次出现冰进，林木线则随之后退。对阿莱奇冰川泥炭沼泽的放射性碳研究结果表明，林木线退移在1200—1230年达到顶峰；格林德瓦冰川周围林木线退移在1280年达到高潮；其余冰川的高峰期在1215—1300年之间。另一方面，位于瑞士萨斯菲斯普谷的阿拉林冰川是11—12世纪非常重要的牧区。根据禽畜饲养农民的档案记录，由于冰川冰进，活跃了数百年的北方牧区不得不被遗弃闲置，一直到 14 世纪末才重新得到使用。

斯堪的纳维亚是新寒期到来的又一有力证据。"小气候适宜期"实际上是远北区的扩张期，进一步促进了 11--13 世纪的人口增长，拉开了维京时代的序幕，开启了冰岛和格陵兰岛的殖民历史，而 13—14 世纪的情况则全然相反。大块浮冰漂移至遥远的南方，阻塞了北大西洋各条传统大洋航线，从挪威向西直接通往冰岛和格陵兰岛的海路只能被放弃，而连接挪威卑尔根和冰岛雷克雅未克的重要通道也不得不延长 400 英里。到了 14 世纪的某个特定历史节点，挪威航船无法再向冰岛运送粮食，冰岛人无奈之下不得不重新调整贸易战略，与地理位置更靠南的不列颠群岛做生意。而运输中断对格陵兰岛殖民地来说却是致命打击。西海岸的许多峡湾一年 12 个月完全处于封堵状态。随着作物生长季节不断缩短，格陵兰岛的农场一个接一个地遭到废弃。挪威神父伊瓦尔·巴德森（Ivar Baardson）对于该问题的珍贵叙述资料历尽沧桑被保留了下来。1341—1364 年，他是格陵兰岛戈德尔（Gaarder）主教的管家，他说："从斯尼福尼斯到冰岛再到格陵兰岛，最短的路程规划如下：两天三晚，行船一路向西。茫茫大海中藏有无数暗礁。那是条老路。但现如今浮冰从北面漂移而来，离暗礁太近，任何一个人要再在老路上穿行，就是拿命在赌博。"[12] 波罗的海冻结了两回，第一回在 1303 年，第二回在 1306—1307 年。地中海和里海的水位显著上升，英国泰晤士河在 1400—1480 年间也结了冰。这一时期因为气温较低而湿度较高，被古气候学家称为"小冰河期",其间欧洲气候的恶劣程度堪比黑暗时代,也许也是自史前的大冰河世纪以来,气象条件最险恶的时期了。

受小冰河期影响程度最大的是农业。必须再次强调,中世纪欧洲基本上就是一个农业社会,大量财富积累主要依靠的是农业生产。在当地开展的多项深入研究已经表明,倘若前一年夏秋两季气候干燥,冬季或是处于平均水平,或是严寒来袭,第二年夏天同样干燥,那么紧接着的秋天必定迎来大丰收。[13]但倘若出现下述两种情况中的任何一种,则会出现大片歉收:其一,前一年秋季尤为潮湿,水漫农田,接着冬夏两季亦潮湿不堪;其二,前一年秋季较为潮湿,紧接着的冬季处于平均水平,而来年夏季较为干燥。过于寒冷或降水过多都会使表层土壤被洗刷殆尽,幼苗性命难保,麦穗没了阳光照射而颜色惨白,杂草繁茂丛生,继而一步步走向饥荒这条不归路。讽刺的是,欧洲南部降水过少,这意味着粮食作物缺乏促进其生长的营养物质,再加上强风呼啸,表层土壤同样被一并卷走。总体来看,寒冷、潮湿的气候对农业相当不利。

各种社会弊病进一步使欧洲本已十分恶劣的环境问题更加严重。[14]生育率持续走高,整个13世纪人口持续增长。但到了1250年,耕地扩张基本宣告结束。欧洲所有肥沃的土地,几乎已经被开垦尽了,因此新增耕地的边际质量越来越低,粮食盈余水平也开始下滑,农耕密集程度盛况空前。某些地区种上了休耕地,甚至偶尔连草场也不放过。饲料作物遭到遗弃。

草场面积不断缩减让一些地区渐渐失去畜牧业，这样一来还造成一项重要蛋白质来源缺失、粮食歉收预防措施的缺失和施肥役畜的缺失。由于单位种子产量最高的是小麦，因此，越来越多的农民开始只种小麦。1250 年前后，欧洲与许多亚洲国家一样，陷入了贫困循环。不断增长的人口和有限的土地资源造成了单一种植小麦的情形，若小麦歉收，加上当时没有其他应对措施，人们只能食不果腹，饥肠辘辘。

1250 年后，事态进一步恶化。[15] 人们的生活水平停滞不前，开始出现下滑预兆。单作小麦致使农田耕种过度，造成了土壤衰竭，粮食减产便是有力证明。英国南部的温彻斯特是重要的粮食产区，从该地区主教的地产数据便可看出，农业产量下跌程度十分惊人。小麦产量（种子收获量与种子播种量之比）从 13 世纪初期近 5：1 跌至 1330 年近 1.5：1。大麦产量最高水平接近 10：1，如今跌至 2：1，平均值刚刚超过 3：1；黑麦产量从将近 4：1 跌至不足 2：1。上述指标已十分接近黑暗时代的各个数值，农业种植入不敷出。气候不断变冷、变潮，形势更是每况愈下。到 13 世纪末，欧洲完全陷入了经典的马尔萨斯生存危机的泥沼中。[16] 粮食生产跟不上人口增长，整个欧洲越发贫穷。

祸不单行，农民们除了遭受农业种植上的打击，新的土地保有问题也在不断涌现。如上所述，在 12 世纪末至 13 世纪初的太平盛世里，许多农民用现金支付的方式换得了部分劳动自由，有的甚至完全不用承担任何劳动义务。与此同时，一些地主将所有地产以固定价格打包承租，私有地也包括在内。再加上新耕地被开垦出来，许多农民要负责耕种的土地面积远远超出了自己先辈的想象。但另一方面，人口增加导致物价飞涨，尤其是粮食价格不断攀高，各种问题也接踵而至。很多地主逐渐意识到，自己很难仅凭着以前制定的固定租金过活。粮食价格居高不下，从1150到1250年增长了70%。倘若地主享受其私有地的所有收成并直接拿到市场上出售，便可从中攫取巨额利润。因此1250年以后，很多地主开始不再接受现金支付，强制农民承担各项旧劳动义务。大多数农民也开始发现自己在义务劳动上花的时间越来越多，而恰恰在这个时候，正需要他们把更多的精力放在自己的耕地上——自己能耕种的所有土地上。更为糟糕的是，在农民急需更多粮食的紧要关头，他们被逼着从地主手中购买供给品，换言之，他们需要从地主的手里把自己的劳动成果再买回来。[17]

鉴于经济形势不容乐观，且困难重重，为何农民群体数量依旧不断上升？从某种程度上讲，是因为这一时期没有重大的外来致死性疾病，死亡率相对较低。但从另一方面来看，生育力仍处于较高水平，且初婚年龄相对较低，因此人口仍未停止增长。[18]初婚年龄，尤其是女性的初婚年龄十分重要。因为在中世纪，绝大多数生产是婚内生育，女性有固定的生育年龄范围，16～40岁基本上是生殖能力最旺盛的时期。假设25岁结婚，最佳生育期已经过去三分之一，继而能孕育的后代数量也随之减少。工业化以前的欧洲，结婚年龄往往由是否有可用的土地所决定。12—13世纪初的大扩张时期，频繁开垦土地意味着人们可以更早地步入婚姻，生育率也跟着水涨船高。到1250年，获得土地越发困难。但大多学者依旧认为，初婚年龄相对来说依旧较低——女性20岁出头，男性25岁左右。面对新的社会形势和经济形势，很难说清为何这些趋势仍在继续向前发展。但风俗习惯已经延续了一个多世纪，这强大的惯性在推动趋势的背后无疑发挥着重要作用。

一言以蔽之，1250年以后的欧洲气温走低，湿度变高，尽管耕地面积维持不变，但人口仍稳步增加。基于此，现有耕地因为过度种植而逐渐贫瘠，种子产量开始下跌。对于耕地的大量需求刺激了地租和参与耕种费（土地承租者必须缴纳的一部分费用，作为持有土地的先决条件）的平稳上升，几乎不存在一寸闲置土地，而1200年以前，土地闲置现象十分常见。可持有的土地面积也在逐渐缩减。突然一夜之间，很多年纪较小的儿子没了继承权，不得不加入农业工人的队伍。在那个年代，农业工人的工资又低得令人咬牙切齿。对于持有土地的地主而言，1250年以后是经济繁荣昌盛的时代。而对于真正付出劳动的农民来说，堪称巨大的灾难。

一般在收成够的情况下，尽管利润越来越少，薪资越来越低，农民们还是可以勉强为生。但潜在的粮食歉收危机阴魂不散，随着13世纪末气候条件越发恶劣，欧洲出现了一系列饥荒。[19]13世纪90年代，十年来阴雨连绵不断。在一些地区，粮食直接烂在了地里。1291—1293年，英国小麦连续三年秋季歉收，法国和德国的产量也仅为 80 年代的一半。后两年的收成较为可观，但随即 1297 年又出现滑坡，这一次受到打击的是地中海盆地以及阿尔卑斯山地区。没有数据可用以估计当时欧洲的死亡率，但大多数专家学者一致认为，该数值至少比平均值高出 5%。13 世纪 90 年代发生的数起饥荒中没有一起席卷整个欧洲大陆。德国北部、低地国家、波兰和伊比利亚半岛似乎已毫发无损地挣脱了困境。即便是在受灾情况最为严重的英国和法国，饥荒并未给两国人民带来心理上的创伤。人口学特征和社会模式几乎没有经历重大转变，但人口 - 生产危机却持续恶化。

1300—1347 年，形势更为严峻凶险。一连串绵延不绝的雨季致使粮食减产，食物短缺的情况直到黑死病完全消失后才有所缓解。1304 年、1305 年两年，饥荒侵袭法国北部和整个荷兰。1309 年，淫雨霏霏造成近 250 年来唯一一场席卷整个欧洲大陆的饥荒。在法国，灾情一直持续到 1310 年年底。气象条件每况愈下。1310—1319 年，降水量连年超出历史平均水平。雨水不断，人口超载，对小麦的严重依赖，以及对耕地的过度开垦共同催成欧洲历史上最严重的十年饥荒惨状。湿度过高使大树小草蔓长丛生，河流奔涌，粮食直接淹死在稻田里。1308—1319 年，法国每年的收成都低于 1300—1305 年的平均水平。1312—1320 年，德国粮食歉收；1313—1320 年，英国陷入粮食短缺深渊；到 1314 年，即便是作为粮食主产区的欧洲东北部也开始体会到粮食产量下跌之痛。荷兰、德国南部和意大利北部的城镇居民想要获得食物相当困难。英国、荷兰、法国和德国中部首次同时爆发饥荒，影响范围极其辽阔，人民食不果腹。

1315 年丰收，尽管按照 13 世纪的标准，这样的粮食产量不足挂齿，但已然是五年中收成最好的一年。一些观察家认为，饥荒之灾已经画上了休止符。他们大错特错了。1316 年，整片大陆的小麦产量再次下跌，境况之凄惨实属历史之最。以1310 年为基准，伦敦城里最主要的粮食市场——伦敦奇普，那里的小麦价格为 5 先令 *。每夸脱 †（容量单位，约 8 蒲式耳 ‡）7 便士 §，这是经历 20 年稳定通货膨胀后的价格。到 1316年 7 月，每夸脱可卖到 40 先令的价格。相较之下，莱斯特郡城市市场价为每夸脱 44 先令，萨福克郡乡镇市场价为每夸脱26 先令，后者是英国土地相对肥沃的地区。另外，所有这一切都发生在 1316 年那灾难式的秋收季节之前。在这之后，英国小麦价格再次上涨 75%。而英国是个粮食出口国，这儿的价格普遍低于欧洲大陆其他国家的市场。在别的地方，境况更糟。1310—1314 年，法国小麦产量下跌 50%，跌至每种 4 蒲式耳。1315 年，继续降至每种 2.5 蒲式耳。到 1316 年，该数值几乎降为 1 ∶ 1。年代史编撰者纪尧姆·德纳格什（Guillaume de Nages）写道：

我们看到许许多多男人女人，不仅是邻里街坊，还有来自

* 英国的一种旧货币单位，20 先令 = 1 英镑。
† 谷物等的容量单位。
‡ 计量单位，相当于 36.37 升（英制）。
§ 英国的一种旧货币单位，240 便士 = 1 英镑。

5里格*以外的人们，赤脚着地，甚至连妇女都赤裸着身体，跟着自己的神父们一起列队行至圣殉道者教堂跟前，他们瘦骨嶙峋，无比虔诚地用双手托着圣人们的躯体和其他尚待修饰的纪念物品，祈祷着能摆脱痛苦，获得安慰。[20]

对欧洲城市来说，1315—1317年是最艰苦的三年。荷兰的商人们根本没办法从传统主产地英国、法国和波罗的海腹地购进粮食。荷兰的鱼类商品价格飙升至原先的5倍。经过几年悉心照料，好不容易积累起来的食品积压库存瞬间消耗一空。在比利时西佛兰德省的伊普尔市，1315年仅上半年便埋了2800具尸体，相当于1310年该城市10%的人口。到1317年，伊普尔市有17%～20%的人口相继离世，这样的死亡率堪比20多年后黑死病造访后的数据。在比利时的根特市、布鲁日市、卢万市和荷兰的城镇，饥荒造成的死亡率在10%～15%之间不等。

意大利的主要城市发展出了各种复杂的方法为自己供给食物和必需品。到14世纪，绝大多数城市已经完全掌控了自己的周边农村地区，在很大程度上解决了粮食供应问题。[21]包括威尼斯和热那亚在内的大的港口城市则利用商船队和海军舰队将进口粮食储入谷仓。威尼斯甚至还成立了粮食委员会调控食品价格。然而，14世纪初的粮食危机还是没有放过意大利。佛罗伦萨年代史编撰学者乔瓦尼·维拉尼（Giovanni Villani）写道：

---

* 旧时长度单位，1里格＝4.83公里。

饥荒不仅侵袭了佛罗伦萨，整个托斯卡纳区，整个意大利都深陷其中。情况恶劣到佩鲁贾人、锡耶纳人、路加人和毕士多雷斯人及许多其他地区的城镇居民都纷纷将城里所有的乞丐统统赶走，因为他们再也没有办法支持乞丐们的生活了……（佛罗伦萨）人民在圣米迦勒市场上的情绪过于焦虑，因此有必要让装配有斧头的保镖来保护各官员，且用断四肢的方式来现场惩治作乱暴民。[22]

到 1320 年，意大利各个重要城市中心损失人口近 10%。

在莱茵兰，年代史编撰家记录了美因茨、科隆和斯特拉斯堡对于派遣部队驻守绞刑架的需求。处于极度饥饿状态的人们拥向刑架，斩断绳索，直接入口吞食尸体。且不论食人报道的真伪，大饥荒期间粮食价格飞涨基本已经坐实。英国年代史学家强调，连农民嗤之以鼻的马肉都贵得只有贵族阶级能负担得起。剩下的普罗大众只能吃狗肉、猫肉和"不干不净之物"[23]。除役畜以外所有牲口的价格都高得出奇。因此，1316 年 2 月，皇家发布宣言称要将食品价格固定下来。宣言最终破产，原因在于"宣言称牲畜、家禽和蛋类不在规定范围内，因为这类产品由于食物短缺、仓储不足供应不上"。只要能获得食物，人们可以不惜一切代价。

灾难绝不止于此，一系列肠道疾病接踵而至，包括伤寒、痢疾和白喉，死亡率本来就在不断攀升，这无疑是雪上加霜。总体来看，英国的租地继承税（佃户继承人需要向地主缴纳的遗产税）在 1316 年上涨了 10%～12%。所有阶级无一例外都卷入其中。1317 年，整个欧洲的日常社会运转活动开始不断减速直至停止。没人再慷慨解囊捐赠救济品，无家可归的流浪者数量与日俱增，偷盗行为越发猖獗。肯特郡 1316 年至 1317 年发生的所有盗窃案件中，有三分之一与食物有关。中部地区一度安泰祥和，但 15% 向法院提起诉讼的犯罪案件都是食物盗窃案。[24]

1317 年和 1318 年两年，欧洲收成得到了改观，生活境况也渐渐有所好转。但一场新的重大灾难，一场动物瘟疫已悄然来到。1316 年至 1322 年暴发了一系列牲畜地方性流行病，让欧洲所剩不多的家牛几乎全遭了殃。接下来 1322 年和 1323 年两年得到了短暂的喘息，但紧接着 1324 年和 1325 年又是一连串绵羊瘟疫。再加上 1321 年和 1322 年粮食歉收的惨状，动物瘟疫给欧洲带来了 8 年苦不堪言的日子。

1309 年至 1325 年的农业危机对欧洲的社会和经济产生了深刻影响。自 1316 年至 1322 年，较高的死亡率造成人口显著减少，降幅在 10%～25%。除燕麦外，所有谷物作物的产量均大大低于平均水平，这些作物通常在雨水充足、湿度较高的气候条件下才能蓬勃生长。但粮食产量终归是要触底反弹的。欧洲牲畜资源耗竭才是更加重要且致命的打击。举例来说，英国伯克郡的英克潘庄园在 1313 年拥有 468 只绵羊，到 1317 年，只剩下 137 只。英国拉姆齐大修道院在亨廷顿郡的三处置地，其畜牛数量在同时期分别从 54 头、47 头和 65 头减至 6 头、

2头和9头。[25] 经济复苏，尤其是绵羊毛市场的复苏遥遥无期，因为许多地主都拿不出投资新良种家畜的资本。大多数情况下，牧区需要好几代人的努力才能回归13世纪的水准。

即使14世纪一二十年代的饥荒之灾造成的损失惨重，但持续的时间并不长，没有对人口产生任何长远的影响。饥荒后，结婚率和生育率较高，立刻体现为人口回升。[26] 到30年代中叶，欧洲再次爆发生存危机。在法国北部地区，下列时期均再次出现饥荒：1330—1334年、1344年、1349—1351年、1358—1360年、1371年、1373—1374年、1390年。屋漏偏逢连夜雨，巴黎还在1323年、1325年遭遇了更加严重的粮食短缺打击。英法百年战争可谓火上浇油，大部分战役都发生在法国领土，令法国处境困难。1335年和1344年，饥荒侵袭英国。1336年及1346—1348年，饥荒又将德国和欧洲东部卷入风暴。在此期间，一系列肠道疾病蹂躏着各国人民。欧洲南部也没能幸免。伊比利亚半岛和意大利北部地区均在30年代中期以及40年代始末爆发了大饥荒。1347年，社会一片狼藉，锡耶纳的穷人们被自己的父母官赶了出来，来到了佛罗伦萨的公立救济堂前。

尽管在欧洲的生存危机中，受灾最惨重的明显是农业，但其他行业领域也历尽磨难。工业产品市场不可避免地遭受重创。到14世纪40年代，人口水平几乎已经与13、14世纪之交时持平。但因为存在贫困问题，除精英阶级以外，所有人的购买力都大打折扣。大地主对奢侈品的需求居高不下，但食品支出占总收入之比异常高，许多绅士、资产阶级与农民一样苦不堪言。欧洲的银行系统也感受到了震荡。意大利的两大银行巨头——巴尔迪银行和佩鲁齐银行险些双双破产倒闭。主要原因可归于英法两国的国王拖欠债款，而国王的偿付能力又受到了其子民生活窘迫的间接影响。在这场大危机中，当然也有例外情况。一些贸易的规模得到了扩大，尤其是意大利城镇和荷兰城镇间的贸易往来。但我们仍旧不能忘记，当时农产品占所有交易商品的 75% ～ 80% 之多。最终，农业生产力的下降毫无疑问将波及所有商业活动，并迅速拉低生活水平。

我们必须将欧洲的生存危机放到特定的历史背景中来理解。[27] 三等级学说中所述的旧关系、旧契约正在逐步瓦解。尽管商业、金融和工业的发展步速有所放缓，资产阶级队伍却较 12 世纪更为壮大。城镇居民不仅具备了为政府服务的文化知识和数学能力，还握有流动资本，可以用以购买义务豁免权、人情和各种特权，甚至可以从国王地主手里买来头衔、地契。相比之下，公务员的饭碗就显得不那么保险了。他们无论是在政府中还是在教育体系里的主导地位，都受到了来自资产阶级的挑战。阿维尼翁囚禁时期（法王控制之下的教皇被迫远离罗马迁居阿维尼翁的时期）的出现，邓斯·斯各脱（Duns Scotus）和奥卡姆的威廉（William of Ockham）等实证科学家在知识和理论上提出的种种疑问，以及英国、法国和伊比利亚半岛各全国性大教堂愈来愈强的自主独立性，都是圣母教堂逐渐衰落的催化剂。

在与土地生产关系最密切的群体当中发生的社会变革是最深刻的。他们便是贵族阶级和农民阶级。如上所述，从金融的角度讲，大多数大资本家都在13世纪和14世纪初这段时间里积累了巨大财富。他们的产品价格、土地租金都达到了历史最高水平。但贵族们同时面临着某些根深蒂固的问题，他们认为，强大的军事力量是自己生存的保障，由此看来，花经费养兵喂马，延长军事训练时间以掌握高难度的作战技术就显得十分必要了。他们为手无寸铁的农民们提供保护，而农民反过来勤勤恳恳地为地主耕地，补给粮食。农民们生活得不容易，但至少他们的生活有一定程度的保障，最重要的一重保障是他们能够将自己的财产传给下一代子嗣。在14世纪，一切都变得不一样。新式武器的出现和新的军事组织方式动摇了贵族阶级在沙场上至高无上的霸权。雇佣军扛起了大弓长矛与战壕里的骑士们交战比试，而国王手里的大炮又威胁着城堡里的骑士们。随着西方王权势力的累积，以及意大利部分地区、荷兰和德国政府当局势力的补强，农民阶级可以找寻新的保护伞了。除基督王国东南部和远东地区之外，不存在更多的异教徒军队或无宗教信仰的军队，若有，地主则不得不将自己的农民保护起来以免遭受这些军队的侵害。诚然，对大多数农民来说，地主才是影响社会稳定和安全的最大威胁。

但是，农民最主要的关切一如既往是土地的生产力问题。1250年后，粮食产量巨幅下跌，长期以来一直被遗忘的劳动服务和平凡义务被再次提出，一些农民做出了些许调整。不可分割的长子继承权（全家财产完全由最年长的儿子所继承）成为欧洲大部分地区的主导规定。但 1250—1348 年，普通耕地的平均可继承面积一路缩水。大多数在家中排行较小的儿子根本没有足够的财产来娶亲或维系自己的家庭。当然到了 14 世纪 30 年代，许多长子也察觉到自己深陷于同一泥沼中。过去，农民是有保持自己农民身份的保障的，但 1250 年后，获得该保障越发困难。旧采邑制度正在分崩离析。看上去毫无利益可图的地主实际上赚得盆满钵满，越来越富裕。1347 年，欧洲社会经历了 400 年发展历程才成形的复杂契约关系和社会结构即将瓦解。

第三章　鼠疫的开端

在 13 世纪晚期或 14 世纪之初的某个历史节点，亚欧大陆的生态平衡被猛烈的外力所打破，造成的结果之一是鼠疫耶尔森菌肆意传播，瘟疫从永久性疫源地——戈壁沙漠，向东传入中国，向南传入印度，向西途经中亚地区直捣中东地区和地中海盆地。这便是黑死病的开端，也拉开了第二次鼠疫世界性大流行的序幕。

有数种理论尝试解释黑死病。威廉·麦克尼尔（William McNeill）是其中一种理论的创始人之一，该理论认为蒙古帝国统治者在黑死病的发生发展中扮演了重要角色。[1]蒙古帝国由成吉思汗在 13 世纪初建立，直到 14 世纪仍势力强大。其重要意义在于，从地理位置上看，那是沟通欧洲和流动性相对较低的亚欧国家地区（如中国、印度和中东地区）的桥梁。流动性极高的蒙古骑手缔造了整个帝国，他们在亚洲形成了从俄国到波斯、从旁遮普*到满洲†的军事网络和政府间关系网。到 13 世纪末，蒙古帝国的版图已扩展至中国南部的云南地区。当下，云南仍是鼠疫根植的疫源地之一。许多学者认为，自 6 世纪鼠疫耶尔森菌在第一次世界性大流行期间从东非传播至此起，该

---

* 　印度西北部地区。

† 　旧时指中国东北一带。

地区便一直是鼠疫的自然疫源地。麦克尼尔和其他学者均认为，14世纪初，是蒙古骑手和补给列车载着鼠疫耶尔森菌的宿主（患病的昆虫或啮齿类动物）来到了蒙古大本营——旧都哈拉和林，来到了戈壁沙漠。戈壁上的啮齿类动物继而染上了疾病，它们与蒙古骑兵共同进一步将病原菌用同样的方式传播到了遥远的帝国各地，将瘟疫带进了沙漠。但学界对该理论提出了多处不同意见。很多学者认为，戈壁沙漠地区本身就是鼠疫耶尔森菌的自然疫源地。无论持哪一种观点，统治了亚欧大陆大部分地区的蒙古帝国对鼠疫的传播的确发挥着关键的作用。

第二种理论也认识到了游牧民族的重要性，但是认为对瘟疫的发生发展起首要决定性作用的是环境因素而非人为因素。[2] 环境理论的论证基础是第二章所叙述的气候变化。随着亚欧大陆固有的风场类型逐渐生变，受大西洋海风主导的欧洲西部地区湿度显著增加；相反，从撒哈拉沙漠吹来的西洛可风将又热又干燥的空气带到了本已十分炎热干旱的中亚地区。环境论者认为，自13世纪中叶起气候日渐干燥，一直持续到了14世纪初期，这使得蒙古和突厥游牧民族不得不带着自己的牛群、羊群、马群东奔西走，寻找草地更加肥沃的牧区。而这些草原动物是他们牧场经济中最最重要的一部分。与此同时，中亚的野生啮齿类动物，包括土拨鼠、亚洲的化金鼠、美洲的草原犬鼠和达乌尔黄鼠等，也开始四下寻觅食物和水源，每到一处便将鼠疫耶尔森菌传给当地的啮齿类动物种群，继而又扩大了鼠疫第二次世界性大流行的波及范围。

两种理论均十分引人注目，毫无疑问，若将二者综合起来便能拼凑出完整的真相。然而，蒙古帝国的重要性是其他因素无法相提并论的。啮齿类动物、草原民族和沙漠居民是鼠疫病原菌的重要携带者。游牧部落似乎已经察觉到了瘟疫与啮齿类动物中间宿主之间有着千丝万缕的联系，于是发扬各种风俗习惯来预防鼠疫耶尔森菌的播散。土拨鼠往往被认为是印鼠客蚤的主要宿主，因此诱捕土拨鼠被明令禁止；可以枪杀土拨鼠，但前提是一定要在安全距离以外进行；不可干扰行动缓慢的动物种群；各部落也杜绝使用某些啮齿类动物的皮毛。无论原因究竟为何，无论编年史如何记载，14 世纪 20 年代末，戈壁沙漠先是发生了鼠疫的地方性动物病，地方性流行病接踵而至。

14 世纪 30 年代初，亚洲暴发自然灾害的消息渐渐被旅行者传回了西方。[3]1330 年和 1333 年的一系列干旱地震，以及 1334 年的洪涝灾害让饥荒肆意蔓延。祸不单行，大群蝗虫来袭，将所剩不多的庄稼糟蹋了个遍，更是雪上加霜。这一连串的不良生态事件一直延续到了 40 年代。约莫是在 1331 年，鼠疫也加入这片混乱之中。来自中国的文献史料记载得并不清楚。1331 年，河北省发生一起类型不明的流行病，据称造成了当地 90% 的人口丧生。无论是从死亡率数字还是从对疾病本身的描述上，都让人怀疑这就是黑死病。1353 年出现了第一份无懈可击的记载，年代史编撰者称自 1331 年以来，三分之二的中国人口已相继离世。[4]无论准确的日期要追溯到哪一天，无论当时的情况究竟为何，黑死病在 14 世纪中叶确实入侵中国。到

1393 年，在一波又一波鼠疫流行病暴发过后，中国的人口直降至 9000 万人左右，这一数字在 13 世纪曾一度超过 1.25 亿。[*]

关于黑死病向西方播散过程的记载要充分得多。1330—1346 年，鼠疫感染西方世界的方式大致可分为两种。第一种方式是严格的生态学传播。被迫离开中亚地区的啮齿类动物在觅食途中感染各地动物，接着感染人群。尽管这是个渐进式的过程，却传播得十分彻底。第二种方式是通过人类活动进行传播——通过 12 世纪和 13 世纪建立起来的东西方精密复杂的贸易网络。[5]贯穿东西方贸易往来的有三条大动脉。第一条是陆路通道，经中国北部横穿中亚连通了黑海北岸的数个贸易港。这条通路经蒙古可汗下令由蒙古和平军负责守卫，主要是供带着牲口、载着商品的车队在亚欧大陆上穿行，保障他们的安全。第二条以水路为主，利润颇丰的香料贸易从南亚出发经海运抵达欧洲。商船西行，横跨印度洋进入波斯湾，商品货物继而穿

[*] 14 世纪的中国华北地区的确是流行病重灾区，《元史·五行志》记载，仅北京城就在 1313 年、1354 年和 1358 年相继出现大疫。但是，西方文献中的相关描写难以证实。曹树基写道："前文引元人端效方有关鼠疫的记载称：'时疫疙瘩肿毒病者……自天眷、皇统间，生于岭北，次于太原，后于燕蓟山野村坊，颇罹此患，至今不绝，相互传染，多致死亡，有不保其家者。'值得注意的是，'至今不绝'一句，清楚地揭示出在端效方生活的时代，华北鼠疫仍在流行。这是目前所见中文文献中唯一一条有关元代鼠疫流行的记载"。我们很难说鼠疫来自中国，因为"推测蒙古草原鼠疫自然疫源地的形成可能要追溯到汉代丝绸之路的开辟。起源于热带非洲的鼠疫，经由中东、中亚进入东亚。则中亚地区的鼠疫自然疫源地的形成，有着比蒙古草原鼠疫疫源地更长更悠久的历史。14 世纪，蒙古军队的活动、大群商人的往来，扰乱了中亚草原的平静，此地的鼠间鼠疫很容易转化为人间鼠疫。从此角度观察，中亚草原可能是 14 世纪欧洲大鼠疫的疫源地"。(详见曹树基、李玉尚：《鼠疫：战争与和平——中国的环境与社会变迁（1230—1960 年）》，济南：山东画报出版社，2006 年，第 89—98 页)

过阿拉伯半岛北部由商队运至地中海东部沿海地区。第三条同样以海路为主，起点也是南亚。贸易商品穿越印度洋抵达阿拉伯半岛南部，再经过也门输入红海地区。之后海路转陆路，最终抵达加沙或尼罗河三角洲的各个港口。

站在三条大动脉欧洲终点站的都是意大利商人。黑海地区的主要是热那亚人，地中海地区的主要是威尼斯人和比萨人。他们用船将商品运至意大利、法国南部和加泰罗尼亚，由此再经陆路送往欧洲北部各地区。1291 年，该运输网络中的欧洲内部部分得到了进一步发展，热那亚商船首次经直布罗陀海峡，从北部驶入大西洋，再穿越英吉利海峡最终抵达了北海的各个荷兰港口。到 14 世纪，整个运输体系的运转速度快、效率高。鼠疫耶尔森菌藏在各类跳蚤、鼠类的身上上了船，随船播散全各个地方。又或者商人们本身就是病原菌携带者，相互传播，在肺鼠疫中便是如此。到 14 世纪 40 年代，亚欧商贸网络高度的流通性为流行病播散提供了有利条件，带菌者尚未发病便已经完成了疾病的传播。

对于三条运输大动脉中哪一条对黑死病传播的贡献最大，史学家们一直争执不下。乍看起来，穿过中亚地区的陆路通道意义最显著，但另外两条通路即便不是鼠疫发源地，也在其播散中发挥了重要作用。因为在这两条以海路为主的大动脉中，商船搭载着染病的亚洲黑鼠来到西方，这种鼠是繁殖能力最强的病原菌携带者。

记载有关黑死病向西传播的第一批史料可追溯到 1339 年。[6]

考古学研究证据表明，在天山地区的伊萨克湖附近，大批景教基督徒被腺鼠疫夺走了生命。据史料记载，同年年末，鼠疫侵袭哈萨克的巴拉沙衮、塔拉斯，或许乌兹别克斯坦的撒马尔罕也未能幸免，锡尔河沿岸和中亚河中地带的奥克苏斯河沿岸亦被卷入灾难中。1345年，横跨伏尔加河下游两岸最主要的贸易中心——撒莱发生鼠疫。1346年，疾病传至俄国的阿斯特拉罕、高加索山脉地区和阿塞拜疆，有关鼠疫造成重创的流言传到了地中海海域的各个港口。一位年代史编撰者这样说道："印度人口锐减；鞑靼、美索不达米亚、叙利亚、亚美尼亚尸横遍野；库尔德民族想要躲进深山老林之中，不料这一切都是徒劳。卡拉曼尼亚和凯撒利亚（小亚细亚）无人生还。"[7]

对于大部分西方人来说，鞑靼和东方都是遥远的地域，居住着异教徒或无信仰者。异域发生奇异的怪事不足为奇。但如果有人认为类似的灾难有朝一日会降临西方，简直是荒诞至极。但1345年9月，黑死病真的来了，来到了西方人的家乡，来到了克里米亚，来到了黑海北岸当地意大利商人所拥有的数个贸易殖民地之中。

传统观点认为，黑死病之所以能传播至欧洲，罪魁祸首是在卡法地区建立殖民地的热那亚人。基督教商人和当地穆斯林居民之间爆发的街头斗殴事件成了战争的直接导火索。几场小规模战斗后，穆斯林开始向当地的鞑靼王寻求帮助。这位鞑靼王是钦察国的可汗，名叫札尼别（Janibeg）。他招募了一支庞大的军队，胁迫热那亚人必须修缮城里的营房。鞑靼人包围了卡法地区，但交火期间军营中突然暴发鼠疫。被包围的人们因染病而大批死去，同样受灾的还有札尼别的部队。他不得不下令让幸免的士兵把鼠疫病患搬上弩炮发射台，向着卡法城墙和大本营内部开炮。满城上下都是腐烂的尸体，黑死病肆虐蔓延。最终，热那亚人无奈中被迫落荒而逃，逃到船上，火速驶回意大利，就这样把黑死病带到了地中海盆地。

上述传统观点中有许多方面都令人难以信服。首先就是消息来源的问题——皮亚琴察的年代史编撰者，加布里尔·德慕斯（Gabriele de Mussis）。[8]他在黑死病暴发期间并未离开自己在意大利的家，故事也是从回国的水手那儿道听途说而来，消息是否可靠尚待考究。更为重要的是，鼠疫病原学十分复杂，需要昆虫和啮齿类动物宿主或尚健在的人类肺鼠疫染病者才能传播，这不禁让人怀疑用弩炮发射尸体对疾病传播的影响何在，无论尸体数量多么庞大，一旦生命已逝便丧失了播散病原菌的意义。更有可能的情形是，卡法城区的啮齿类动物种群被农村乡间啮齿类动物种群感染而患病。但无论德慕斯所述版本的准确性如何，这个故事确实详细描述了至少一种能引发黑死病病原菌菌株的传播机制。该菌株随着贸易通路经陆路从亚洲一路传到了欧洲终点。抵达欧洲后又搭载艘艘商船漂洋过海，沿河直捣内陆，又穿行于公路要道之间。接着，鼠疫掉头转而再次进攻噩梦开始的地方。贸易往来通路的重要意义在于其促进了黑死病的传播，鼠疫在俄国基督教区的发生发展将这一点体现得淋漓尽致。疾病向北穿过克里米亚大草原，未能侵扰鞑靼民族。直到 1350 年年底或 1351 年年初，黑死病才真正侵及鞑靼人。接着侵犯了欧洲东部，但没有直接横穿草原。实际上，黑死病不是因"鸟儿飞到各地"而传播开的，反而是通过条条商路往复循环才实现了大面积播散。

1347 年末，黑死病侵入君士坦丁堡。君士坦丁堡鸟瞰金角湾＊，统领黑海与地中海之间的关隘要塞，是拜占庭帝国的首都，也是世界上最大的基督教城市之一。城市人口远远超过 10 万，直逼 25 万。尽管君士坦丁堡的历史重要性已不比中世纪早期，但依旧是一座大型商业中心，是大多数地中海商人常常光顾的重要停靠港。皇帝约翰·坎塔库泽努斯（John Cantacuzenos）坚信，黑死病是神对穆斯林的惩罚，旨在帮助拜占庭帝国和热那亚民族夺回小亚细亚的基督教之城：罗马尼斯。他这样描绘鼠疫对地中海东部的影响："鼠疫几乎没有放过世界上任何一个海滨，每到一处便将那里的人们几乎赶尽杀绝。不仅横扫蓬托斯、色雷斯、马其顿，连希腊、意大利和该国的所有岛屿也都未能幸免，埃及、利比亚、朱迪亚、叙利亚都没能逃过，整个世界都被卷入其中。"[9]

正如坎塔库泽努斯所述，黑死病从君士坦丁堡开始传遍了整个拜占庭帝国和地中海盆地东部地区。在黑死病中大难不死的君士坦丁堡史学家尼斯佛鲁斯·格雷格拉斯（Nicephoros Gregoras）写道：

＊ 土耳其欧洲部分博斯普鲁斯海峡的海湾。

　　它大举侵入爱琴群岛。接着，又攻陷了罗德岛……以及其他殖民岛屿。受灾的不仅是人类，染病者家里许多豢养的动物也没能幸免。我指的是狗、马（大多数学界权威一致认为，印鼠客蚤不会侵及马群。——作者注）以及各种鸟类，还有偶然情形下在房子里打了洞的耗子也属受害者之列。[10]

　　尼斯佛鲁斯提到了老鼠，这点确实精彩。但看起来他似乎并未意识到鼠类压倒其他一切因素的重要性。不仅是他，拜占庭的许多年代史编撰者、医生和神学家在讨论黑死病的发源和病因时都未考虑鼠类。

　　黑死病对拜占庭帝国的影响很难定量。近年来有关马其顿农民阶级的研究表明，马其顿与其他诸多基督教教区一样，在黑死病来袭以前已经出现了人口削减，疾病的到来进一步加剧了该数字的减少。[11]政局不稳，内战战火不熄，塞尔维亚人和奥斯曼土耳其人频频发起军事入侵，意大利人在经济上占据着主导地位，这一切对于人口下跌都起到了关键作用。但是，黑死病加快了下跌速度，也是迄今为止最重要的单因素。威尼斯观察家称，90%的君士坦丁堡人因此丧命，这显然有夸张的成分。这也让我们对黑死病有了生动而形象的理解，仿佛一片惨状就在眼前。

　　意大利商人还将黑死病带到了地中海的穆斯林区。[12]1347年年末，疾病或许还抵达了亚历山大港这一埃及的重要港口。刚开始的几周，黑死病每天要带走100～200条人命。接着，随着气温下降，疫情也越发严重。据编年史学家记载，患病者都出现了吐血症状，这是致死性肺鼠疫的征兆。死亡例数每天高达 750 人。1348 年春，这一数字飙升至每天 1000 人。黑死病来袭以前，亚历山大港的人口约为 10 万。想要统计因鼠疫而丧生者的确切比例几乎是不可能完成的任务，但这座城市直到 16 世纪才恢复到瘟疫前的人口水平。尼罗河三角洲的其他地区也遭到了疾病重创。重要的渔港杜姆亚特的损失尤为惨重。无人看管照料的花园、果树渐渐只剩枯枝败叶，渔民们只能连续数周一直待在港口。在三角洲的其他乡村，死亡率高得出奇，法院不得不关门歇业，遗嘱认证无门。例如在毕勒拜斯，尸体摆在清真寺里，在大小商铺里、马路上到处可见正在腐坏的人尸。一些道路两旁的尸体数量过于庞大，成了土匪强盗们埋伏时的藏身之所。

黑死病从三角洲继续沿着尼罗河往上游方向蔓延，最迟于 1348 年春抵达了开罗。和君士坦丁堡一样，开罗也是世界上最大的城市之一。因为还有广袤的农村郊区，开罗的人口达 50 万人之多。黑死病到来之后，城里平均每天至少 300 人因此丧生，春末秋初是感染的高峰期，每天逝去的生命可达 7000 人。有消息甚至称，在某些疾病狂虐的日子里，每天死神要带走 2 万条生命。一切都混乱不堪。棺材都脱销了，遗休只能放在木板上。满城上下，葬礼哀乐四处可闻。1348 年秋，城里的寿衣也脱销了。掘墓人更是供不应求，大批葬礼只能在室外大型沟渠里举行。与尼罗河三角洲境况相同，因死亡情况过于惨重，清真寺、商铺里都堆叠起了尸体。物价飙升，街头乞讨现象比比皆是。

伊本·塔利·巴迪（Ibn Taghrī Birdī）描写了1429年开罗暴发鼠疫期间举行的一场葬礼。他讲述了圣歌游行：

> 我们这有个工作人员的孩子……离世了。我们和他一起来到祷告室。这孩子还不到7岁，当我们把他安顿好正准备围在他身边为他祷告时，另一批人不停地拥进来，直到我已经数不过来到底来了多少人，抬进来了多少具尸体。接着我们开始了集体祷告。结束时，我们正要去将孩子的遗体接走，却发现有人误将我们的孩子当成了他们的，留下了另一具年龄相仿的遗体。我们这位工作人员和他的家人并未意识到，但我发现了，并将此转告给了其他人。然而，我们没有选择将此事通知孩子的父母，想着："也许那户人家能给孩子最好的葬礼。提起此事并无益处，只会徒增伤悲。"但当孩子下葬，殡仪馆的人把停尸架拿出来时，他们大哭起来，含着泪说："这不是我们的停尸架。这个架子旧了，外观都磨损了。"[13]

总体来看，共有20万开罗人因此丧生，也就是整座城市三分之一到五分之二的人口。死亡人数超过了除君士坦丁堡和威尼斯以外其他所有基督教城市。

黑死病继而又从开罗传至中东地区。1349年2月，入侵尼罗河上的阿斯旺。次年夏天，艾斯尤特城附近，6000人中只有 116 人能交上税。穿越西奈来到东边，加沙市在 1348 年春遭遇黑死病侵袭。加沙是一个重要农业区里的主市场，然而因为鼠疫，食品市场已经两个月没开门了。这也为疾病敞开了通往巴勒斯坦和叙利亚的大门。一位身在耶路撒冷的开罗游客写道：

> 我问他（一位耶路撒冷当地人）为何大摆宴席。他告诉我，自己在鼠疫暴发期间曾许下誓言，如果某天情况有所好转，一整天都不用为任何一位逝者祷告，那么他便会设宴。接着，他对我说："昨天，我没有为任何一条逝去的生命祈祷。今天，我来兑现诺言。"我发现，我认识的所有耶路撒冷的酋长，都已去到天国，去到了上帝身边。[14]

1348 年年底，黑死病抵达重要商贸港安条克，该市在黑死病来袭前拥有约 4 万人口。鼠疫很可能不仅仅来源于巴勒斯坦，从君士坦丁堡、塞浦路斯和亚历山大延伸至此的各条贸易往来通道也十分方便病原体传播。几乎有一半的人被瘟疫带走了生命，许多当地居民在担惊受怕中逃到了城市北端，那里还是一片未受黑死病困扰的净土。他们的举家搬迁，再加上染病啮齿类动物毫不停歇的活动，反倒加速了黑死病的蔓延。有些安条克人在逃亡途中便丧了命，他们的马又奔回原来的家。一些贪便宜的人跟着马匹找到它们的旧主，掳走死者身上所有值钱的东西。1349 年年初，黑死病抵达地中海盆地最大的城市之一大马士革。在此之前，城市居民人数在8万～10万人之间。黑死病在这座城市里造成的死亡率颇高，高峰期时平均每天2000人因此丧命，全市人口仅剩5万人，损失率高达38%～50%。

伊斯兰世界其他地区也涌现出许多描述鼠疫影响的优秀作品。从埃及和巴勒斯坦，黑死病染遍了阿拉伯半岛，最后来到伊斯兰圣地——麦加。虽然没有可靠的具体死亡人数，但所有评论家一致认为该数字颇高。有趣的是，黑死病的出现在圣城引发了一场意义重大的神学辩论。先知穆罕默德曾说，致死性疾病将永远不会触及圣城。但当鼠疫真的来了，许多伊斯兰学者又辩解道，这是因为麦加那些没信仰的人在作祟。似乎绝大多数伊斯兰教的信仰者都对这论据表示满意。

从中东穆斯林地区，黑死病又经埃及通过陆路和水路蔓延到了北非。然而，那里的鼠疫也许同样来自地中海盆地信仰基督教的地区。尤其是突尼斯和利比亚，两国与比萨、热那亚和西西里的意大利商人交往甚密。无论经哪条路传来，1348年春，黑死病入侵北非最大的城市突尼斯。据史学家伊本·赫勒敦（Ibn Khaldūn）估计，1348年5月和6月，每天约有1000人丧生。他认为，在北非的所有民族中，唯有西部沙漠地区的柏柏尔游牧民族躲过了这场人口屠杀。他的朋友诗人阿布·伊瓜西姆·阿拉哈尼（Abū IQāsim ar-Rahawī）写道：

我一直在祈祷真主宽恕

生命宽慰均已逝去

在突尼斯，无论早晚

都属于真主

骚动和瘟疫

带来了恐惧，饥饿，死亡。[15]

到 1349 年，黑死病吞噬了整个伊斯兰世界，卷走了三分之一的人口，城市死亡率更是高达 40%～50%。父母双亡的伊本·赫勒敦对疾病影响进行了总结：

无论是东方文明抑或是西方文明，都挡不住黑死病造访。瘟疫祸国殃民，人类几乎要遭灭顶之灾。疾病吞噬了文明的精华，将其毁于一旦；直接推翻了光辉不再且正走向衰败的王朝，削弱了皇权；将人类逼到绝望的悬崖边缘。随着人口折损，文明也跟着日薄西山。城市里到处是废置弃用的楼房、磨损的马路和路标、空荡荡的楼房和民居，王朝和部落之光也慢慢暗淡了下来。整个人居世界发生巨变。东方的情况似乎与西方别无二致，瘟疫造成的影响与文明的规模（东方文明更加富裕）成正比。似乎已经听到了人类发出的求生之声，请求被赦免，请求瘟疫得到控制。世界也做出了回答。真主接管了地球，接管了地球上所剩无几的居民。[16]

黑死病给地中海盆地东部信奉基督教的地区所造成的影响

与给伊斯兰世界带来的破坏同样恶劣。意大利商船将鼠疫传播至君士坦丁堡和整个拜占庭帝国后，1347 年夏末秋初又携带着鼠疫耶尔森菌来到了塞浦路斯岛。那一年，塞浦路斯本已经遭受多起自然灾害，包括一次地震和数次海啸，但跟黑死病比起来，这些都是小打小闹。塞浦路斯的基督教徒们心里战战兢兢，面对疾病带来的异常高的死亡风险，他们将所有穆斯林囚徒和奴隶都召集起来，实施了集体屠杀，唯恐在大量基督徒离世后穆斯林会接管该岛。[17]1347 年 11 月，罗德岛的一艘商船抵达塞浦路斯，船长却发现港口空无一人，遂掉头离开另寻别处进港。然而不知怎的，染病的跳蚤和鼠类还是上了船。罗德岛商船上发生鼠疫，该船抵达安条克后，将疾病传遍了叙利亚。

黑死病是从地中海的另一座岛屿——西西里岛传入欧洲西部的。[18]1347 年 10 月初，热那亚船队抵达墨西拿——西西里的重要港口。方济各会修道士迈克尔·皮亚扎（Michael Piazza）对当时的情形进行了描述。热那亚人被禁止在当地居留，但正如序言中所述，他们停靠在码头的船只数量过于庞大，瘟疫传播不在话下。寥寥数日，西西里岛的啮齿类动物和当地人都染上了疾病。到 10 月中旬，黑死病已经感染了整座岛屿。西西里岛人民痛苦经历的细节已无须赘述。惨状与拜占庭帝国、中东地区和北非地区遭遇的并无二致，唯独有一个特例——卡塔尼亚镇，那是西西里岛东部沿海的第二大港口，在墨西拿以南 55 英里之外。若干名染病的墨西拿人来到了小镇附近，并得到了卡塔尼亚人的热情招待，他们有许多还住了下来，当然也是按照当地收费标准缴了费。但卡塔尼亚人很快便认识到病原菌的毒力，认识到自己出手相助的人极有可能是病原携带者。根据迈克尔·皮亚扎所述："他们跟任何来自墨西拿的人甚至连话都不愿说，断绝一切来往，看到墨西拿人接近便立刻逃开。"[19] 当地强制实施了隔离，但和当时整个欧洲建立起来的隔离医院情况一样，隔离的是人，而非啮齿类动物。而后者才是鼠疫真正重要的传播者。到了 10 月底，卡塔尼亚遭疾病入侵。但到了 11 月初，整个西西里岛已完全被黑死病笼罩。

1347 年 12 月，黑死病传入意大利南部，侵及欧洲南部大部分地区。因为意大利是地中海盆地的商贸中心，黑死病从四面八方的数十甚至上百个港口渔村传进来。这点尤为重要，因为当一种瘟疫从各个不同的地方传入某个地区时，致死性则成倍提高。14 世纪 40 年代是一段十分难挨的时光。意大利中部和北部是西方文明当中城市化程度最高的地区，经济支柱主要是商业贸易、工业和金融。14 世纪初的饥荒和食物短缺导致食品价格蹿高，人们本可以用来购置商品的可支配收入受到了影响。又加上意大利多家银行丧失偿付能力，各地政治局势和社会局势都因此变得相当紧张。整个西方世界除法国外，意大利是黑死病暴发以前危机最深重的国家，但鼠疫带来的灾难确实超乎了所有人的想象。

比萨和热那亚两大港口是意大利北部和中部的交通要道。1347 年年末，瘟疫登陆热那亚。[20] 1315 年以后，该城市的人口一直下降，但依旧保持在 10 万左右的水平；从当时留下的遗嘱中可知，因病送命的占总人口的 30%～40%。更重要的是，热那亚成为鼠疫登陆托斯卡纳的跳板。而托斯卡纳正是意大利经济最繁荣、城市化程度最高的地区。[21] 第一批受到瘟疫侵袭的内陆城镇中就有普拉托。[22] 这座富裕的贸易城距离海边 40 英里路程，鼠疫暴发前人口在 1 万～1.5 万。据公证处资料中一位名叫弗朗西斯科·德马克·达提尼（Francesco di Marco Datini）的富商说，鼠疫期间该地区死亡率高达 40%。人口锐减造成劳动力严重短缺，继而促进了奴隶贸易的蓬勃发展。长期以来，切尔克西亚都是意大利的奴隶来源地。当地大多数居民都是浅色皮肤、浅色眼眸、一头金发，信仰伊斯兰教，因此基督教会为他们加了一则奴役条款：主人有机会让他们转变信仰，拥有"真正的"信仰。但这波奴隶贸易风潮并未持续太长时间。与近东的其他地区一样，切尔克西亚人也因黑死病而显著减少，这意味着能被奴役的人也随之减少了。达提尼的资料表明，那时的意大利商人开始找寻新的奴隶来源地，尤其在撒哈拉沙漠以南的非洲，那是一片不受鼠疫打扰的净土，阿拉伯商人便从那儿争夺奴隶。因此，欧洲重燃对非洲的兴趣，黑人奴隶贸易也由此拉开帷幕。

与普拉托一样，皮斯托亚也是一个重要的核心市场 [23]，拥有六条公路，是各条商路交会的枢纽，也是重要的交流中心和文化中心。因此，皮斯托亚注定很早便会成为黑死病的重点打击对象。与热那亚和比萨一样，这里的人口在 14 世纪早期因饥荒而有所下降，从 1240 年的 3 万人跌至 1348 年的 2.4 万人。

然而，黑死病的到来使这场逐渐加重的危机急转直下。1348年5月，瘟疫袭来。自那以后，当地进行了隔离。皮斯托亚当局坚信，疾病是从比萨和卢卡传播而来，而卢卡是西南地区重要的金融和纺织品生产城。他们也许是对的。因此，当局下令禁止市民去往这两个地方，比萨人和卢卡人也禁止到访皮斯托亚；当然，纺织品和食品进口也遭到了明令禁止；不允许聚众；即便是葬礼，也仅限家属亲戚参加。到鼠疫真的到访时，教堂禁止鸣钟，唯恐这钟声会打扰病患康复。然而，所有的努力都是徒劳，死亡率依然高居40%左右。

1348年4月、5月间，黑死病跟着佩鲁贾大使的随从一起来到奥维多，这是托斯卡纳区的另一座城。[24] 据当地医院资料记载，即便是14世纪最发达的地区，医疗依旧十分落后，根本无法应对鼠疫。相较之下，奥维多的医疗技术已经算成熟的了。市一级的内科大夫只有一位，同级别的外科大夫也是独苗一根，再加上15～20名私人医生，覆盖的服务人群却达到了1.2万～1.5万人。当地有三家医院——一家公立医院，两家私立医院，还颁布了一系列旨在控制工业污染的卫生法。相对来说，能建立起这样的卫生体系已属难得，但面对一个像鼠疫这样全新的、致死率高且传染性强的复杂疾病，该体系如同危楼，风雨飘摇。春夏两季，在这两个似乎对腺鼠疫和肺鼠疫来说气温过高的季节，黑死病疯狂肆虐着。根据相关文献，从感染后24小时之内的病逝者人数看，作案的是败血型菌株，一旦染上即宣告死刑。该菌株偃旗息鼓的9月和10月正是腺鼠疫肆意蔓延的高峰期。夏季死亡率极高，照这样发展下去，当地人在秋收季之前便要"灭绝"。年代史编撰者称，每天有500人因病离世。若该统计数据无误，这意味着奥维多每天要经历3%～4%的人口减少。也许存在夸张的成分，但市政府资料显示，整个夏天基本上所有医生都不见了踪影。太多公证人的生命被疾病带走，导致数百起商业交易错乱地缠绕交织在一起，无人来解。流行病风暴过后，不得不重新协商谈判。简言之，该地区损失了近半人口。

黑死病在各个地区引发了震动。奥维多尝试复兴宗教。1349年，在广大群众的号召下，该城市在市政日历中新增了50项宗教节日。1350年恰逢大赦年，市政当局撤销了传统宵禁，城门日夜黑夜地敞开着，好让经此前去罗马的朝圣者沿途能有个落脚的住处。各种形式的基督教祷告和礼拜活动也被实实在在地展现。鼠疫过境之后，奥维多经历了一场严重的经济大萧条，劳动力短缺，建筑费用激增。但是，一座崭新的天主教堂依然在加速建成。到了14世纪60年代，建设进一步提速。

托斯卡纳区的其他地方同样深受其害。佛罗伦萨向南30英里外的锡耶纳也曾是欧洲最重要的金融中心之一。[25]年代史编撰家阿尼奥洛·迪图拉（胖图拉）生动地描述了黑死病暴发时的情景：

5月开始，锡耶纳死亡人数开始攀升。这场面残忍又令人生惧。要描述这场冷酷无情的疾病肆虐，我真不知道从何说起。

看到这痛苦的局面，仿佛人人都因目瞪口呆而变得精神恍惚起来。以人类现有的词汇量，任凭巧舌如簧也无从真实地呈现。诚然，尚未亲眼见到这耸人场面的，着实是幸福的，也是幸运的。一旦染病，几乎顷刻间便暴毙身亡。患者会出现腋窝下水肿、腹股沟水肿，有时聊着天便轰然倒地。父母亲抛儿弃女，夫妻分鞋破镜，兄弟也各奔东西，仿佛一呼一吸间，相视一瞬间，瘟疫便能传播。人们相继离世。没人埋葬逝者，无论是为了钱还是为了情谊，都找不到再多的人。有一户人家将家里的亡者放在了一条沟渠里，没有神父，没有念诵经文，但他们真的已经尽力了。丧钟从未敲响。锡耶纳到处可见刚挖的大坑，里面一层一层堆叠着尸体。从白天到黑夜，几百人几百人地撒手人寰，他们无一例外地都被抛进了深坑里，再用土盖住他们的身体。旧的坑填满了，新的坑不久又挖好了。而我，阿尼奥洛·迪图拉……亲手埋葬了我的五个孩子……死亡人数实在太多，所有人都认为世界末日已经来临。[26]

　　阿尼奥洛·迪图拉称，锡耶纳共有 5.2 万人在这场灾难中丧生。这一数字势必有夸张的成分，因为该城市 1348 年的人口最多只能达到 6 万。但该城的死亡率确实很高，这点毋庸置疑，约一半人口跟着死神到了一个世界。

　　佛罗伦萨曾是欧洲最著名、风景最秀美、经济最发达的城市。但即便如此，还是在 14 世纪上半叶遭遇了粮食短缺、银行破产、政治危机。[27]1348 年，该城市拥有约 8 万居民，与

1300 年相比减少了 25% ～ 50%。年代史编撰者乔瓦尼·维拉尼（Giovanni Villani）称，黑死病于 1347 年年末抵达佛罗伦萨，带走了 4000 条性命，次年冬天威力则显著减弱。春天来临时，疾病如怒火中烧般地卷土重来。对这段历史的经典描述来自著名人文主义者乔万尼·薄伽丘（Giovanni Boccaccio）：

在 1348 年……死神瘟疫在大城市佛罗伦萨暴发……也许这是天体运行的结果，也许是因为我们自己造成的不平等，公正的上帝动怒，以这样的方式将世间的天平恢复平衡。几年前，瘟疫侵袭东方，无数人因此丧生。瘟神步履不停，一个接一个地方传播，一路蔓延至此，席卷了整个西方。尽管佛罗伦萨根据相传的疾病预防控制法选拔了专门官员负责隔离可疑人员，共清理了五分之一的人口，病患也禁止入城，但人类无论在知识储备上还是在远见卓识上都完全不足以与这场瘟疫抗衡。卑微的恳求祈祷也未曾见效。远不止祈求了一回，很多时候都是以游行圣歌等方式强制执行的，希望通过虔诚信仰者的祷告能获得上帝的劝解抚慰。但尽管人们付出了种种努力，那年春天到来之时，瘟疫以超乎所有人想象的方式开始肆虐。肆虐方式跟它在东方时有所不同。在东方，一个人一旦流了鼻血，就等于宣判了死刑。疾病暴发时，无论男女都会染上，腹股沟区或者腋窝下会出现水肿，约莫普通苹果或鸡蛋大小。有的水肿较大，有的则较小，都统称为疖子。以腹股沟或腋窝下为起点，疖子开始缓慢地一步步扩散，直到遍布全身。之后，疾病的体征转变为手臂、大腿或全身的黑点或者颜色可怕的小点。从很多方面来说，这些皮肤斑点对于染上的人来说意义都是一样的。这就是天国的残忍，很大程度上也是人类的残忍。1348年3月至次年7月，瘟疫掳掠期间，据估计佛罗伦萨城墙内的死亡人数逾10万，其中还包括了幸存者对染病者施行的种种暴行。谁又能想到，疫情暴发前的这座城市曾住着这么多市民呢？[28]

尽管薄伽丘过高估计了佛罗伦萨的发病率，学界普遍估计的佛罗伦萨发病率在45%～75%之间。全市在六个月之内损失了三分之一的人口，瘟疫在短期内造成了重大灾难。商铺工厂纷纷关门歇业。从城市周边向城内供给商品的市场体系轰然倒塌，导致粮食产品及基本生活必需品物价飞涨。富人们逃离了城市，医生、药师漫天要价，街道几乎空无一人，前来搬运尸体的二轮、四轮马车踏过的声音不断回响。薄伽丘用耸人听闻的言辞对景象进行了描述：

大多数街坊邻居心里同时怀着对腐烂尸体污染的恐惧和对逝者的同情，亲手将尸体拖到屋外，放倒在门前，让串门拜访的人都能看到，尤其是在早上，尸体可用"数不胜数"四字形容，而且这对所有人来说都已是司空见惯；接着，他们会将棺材搬出来……一口棺材里同时装有两三具尸体，这也不是一次两次的事，简直屡见不鲜，时而一家的父子也会出现在同一棺中。两位神父带着十字架正准备为某人举行最后的安葬祈祷，紧跟其后的搬运工扛着三四口棺材，因此即便神父心里想着只有一个人需要下葬，不料却发现实际上有六到八人，有时甚至更多，这样的场景已经重复上演了无数次。并不是每一个都能享受一场葬礼，一场人人挥泪、灯光闪耀、众人哀悼的送别仪式。更常见的是，那时的人一旦咽了气便和今天的一头死山羊毫无区别。[29]

佛罗伦萨人与他们锡耶纳的邻居一样，都奉行享乐主义，觥筹交错，彻夜狂欢，挥金如土。父母抛儿弃女，同林鸟也各自飞，患了病便没了亲人，孤苦伶仃。一群叫"贝驰尼"（becchini）的人出现了。他们往往来自社会底层，地位较低，身患鼠疫，负责用卡车装载运送死尸，干着为他人不齿的工作。一些贝驰尼敲诈勒索，强奸妇女，袭击路人，有的甚至成了杀人犯。他们破门而入，闯进患者的家中，并威胁说要是不满足他们的条件就要将身体尚健康者带走。因为这群人，所有的街道都冷冷清清、空无一人。年代史编撰者斯蒂芬妮（Stefani）称，能听到的只有富人家马车的马蹄声和车轱辘声，载着家当行李匆匆逃走；当然，还能听到停尸房人员来去匆匆的脚步。

意大利另外两个城市——威尼斯和米兰的情况进一步阐明了黑死病对方方面面造成的影响。威尼斯或许是当时欧洲面积最大也最富裕的城市。[30] 跟地中海盆地的大多数城镇不一样，威尼斯直到黑死病来袭时，繁荣仍在延续。鼠疫入侵前，城市人口 12 万～15 万。威尼斯经济富庶，靠的是商业上的成功，在整个地中海东部的贸易中占据主导地位。教会会议制度下的寡头政府政局稳定，工人阶级队伍气氛和平而融洽，欧洲普遍薪资水平较高，这足以安抚工人情绪了。寡头控制了包括造船业和玻璃制造业在内的几个关键产业的生产和销售，制定出了一张令人刮目相看的交易时间安排表。威尼斯海上帝国的版图覆盖了黑海海域、黎凡特、达尔马提亚以及几座重要的地中海岛屿。与奥维多一样，该城市也建立起了一套精细的卫生制度和公共卫生体系，城里有许多市政医生和多家医院。在所有信奉基督教的国家中，威尼斯因为政府部门和医疗机构的运转非常高效，应对鼠疫的准备也是最充足的。但事实证明，这场瘟疫的致命程度以及给威尼斯造成的打击并不亚于其他任何地方。该市最著名的史学家莱恩（F. C. Lane）写道："几个世纪以来，威尼斯的人口都由黑死病决定。"

大约 1347 年年底，卡法区的威尼斯单层甲板大帆船载着鼠疫病原菌回到了家乡。紧接着的冬春两季，疫情最为严重，平均每天有近 600 人丧生。3 月，威尼斯总督安德利亚·丹多罗（Andrea Dandolo）和大议会共同出台了严格复杂的隔离和疾病预防制度，专门安排了几条驳船负责将患者运送潟湖区的定点岛屿上，所有逝者的尸体必须埋在地下至少 5 英尺深的地方。来港船只一般隔离时限为 40 天，强制进行，违者处以死刑。医务工作者的行医方式根据新规定也有所调整。鼠疫暴发前，社会普遍认为外科医生只比工匠强一点儿，但现在他们可以和所有受过大学教育的内科医生一样行医，因为那时"几乎所有的大夫都被疾病吓得退避三舍"，也只能如此。这些试图改良卫生制度和医疗制度的种种举措着实令人尊敬，但面对鼠疫复杂的病原学，所有的改良都只能宣告失败。与意大利其他地方相比，威尼斯的史料保存得相对完好，官方数据也更为准确。据莱恩估计，自 1347 年 12 月以来的 18 个月里，该城市共有60% 的人丧命。

米兰是伦巴第平原上的重要城市 [31]，控制着内陆地区与北欧之间的绝大部分高山贸易。1348 年，人口约有 10 万人。与热那亚、佛罗伦萨、罗马和威尼斯一样，米兰也是意大利的主要城市之一，但在市政府这一点本质上又和其他中心城市不同。米兰的统治者是个彻头彻尾的暴君，是维斯孔蒂（Visconti）家族的成员。而维斯孔蒂家族又是当时所有统治者中势力范围最广的。黑死病的消息传到米兰时，该家族和他们的顾问大臣做出了快速响应。市政当局将发现鼠疫患者的房子用墙封闭，患病的、没患病的都被隔离在其中。这样的例子不胜枚举，许多房东都有样学样，纷纷效仿，有时甚至还不惜杀害自家亲人。只要想想鼠疫最常见的传播方式，便可推断这些防治措施对于降低死亡率效果十分有限，然而米兰的死亡率不到 15%，这或许是整个意大利除了少数几个阿尔卑斯山区村庄以外最低的了。米兰仅仅是个例外。通常来看，意大利这个欧洲的商业枢纽因为布满了四通八达的入境口岸，让不同菌株的鼠疫病原体乘虚而入，满城风雨。保守估计，全国死亡率在 33% 左右。

但众多学者都认为，该数字已达到 40% 甚至 50% 的水平。若将 14 世纪初的数次饥荒考虑在内，1290—1360 年间，意大利共计损失人口在 50%～60% 之间。

黑死病以意大利为起点，传遍了整个地中海盆地西部。1348 年 1 月，鼠疫袭击法国重要港口城市马赛。一位官员称，瘟疫共造成 5 万人丧生。该数字过于夸张了，因为马赛的总人口都不足 5 万。[32] 尽管如此，从 1 月起保日期的数据来看，当时暴发的肺鼠疫将死亡概率提升至了 50%～60%。蒙彼利埃是法国南部最大的城市，人口约为 4 万；第二大城市纳博讷人口在 2.5 万～3 万；卡尔嘉松、图卢兹、蒙塔班和波尔多城市规模紧随其后，地理位置相比地中海更靠近大西洋，1348 年夏，上述城市无一例外统统受到鼠疫侵袭，平均死亡率约 40%，但某些亚人群的死亡率水平更高。以蒙彼利埃为例，140 位多明我会修道士中只有 7 人幸免于难。马赛的年代史编撰家称，所有 150 位方济各会信徒都死的死，逃的逃。

一项缜密的研究探索了鼠疫对法国南部城市佩皮尼昂造成的影响。[33] 佩皮尼昂地处西班牙国境以北，背靠比利牛斯山，面向地中海，城市人口在 1.2 万～1.5 万。没有数据表明当时的死亡率究竟有多高，但某些亚人群的数据记录保存完好，且较为可信。在 125 位公证员中，有 45 人幸免。9 名市政医生中只有 1 人苟且偷生，18 名兼职外科医生的理发师中有 16 人丢了性命。佩皮尼昂住着非常多的犹太教信徒，基督徒已经习惯了开口向他们借钱。1348 年 1 月，记录在案的就有 16 笔贷款。2 月，

25 笔；3 月，32 笔。4 月头 11 天，只出现了 8 笔贷款，数字略有下滑，但已趋向正常水平。再接下来，黑死病来了。4 月中下旬又有 3 笔贷款，之后直到 8 月中旬，所有金融交易都停了。

阿维尼翁坐落在罗纳河畔，向南 50 英里便是马赛，是 1348 年罗马教皇所在地。[34] 交通虽拥堵，但风景秀丽，流动人口颇多，有 2 万～5 万人。因为教皇居住于此，阿维尼翁十分富庶，是教会活动中心和金融商贸中心。黑死病大约在 1348 年冬季来到了这座城市。和马赛情况一样，从起保日期数据可知，大概是暴发了肺鼠疫，这是基于当地非常高的死亡率水平才做出的推断。2—5 月，每天有近 400 人因病丧命。其中有六周的时间，同一个墓地里就葬了 1.1 万人，枢机主教至少损失了三分之一的信徒，总死亡率很可能已经过半。教皇克雷芒六世（Pope Clement VI）表现得十分镇定，并做出了积极响应，大多数阿维尼翁官员亦是如此，但他们绝对有充足的理由感到张皇失措；总体来看，公务员的死亡率在整个欧洲都是最高的，尤其是阿维尼翁的公务员。英国年代史编撰者亨利·奈顿（Henry Knighton）称，黑死病来袭的第一周，就有 65 名加尔默罗修会的修道士在阿维尼翁丧生。克雷芒下了几道训谕诏书让人民保持冷静，也放松了专制统治，一开始还推崇禁欲主义和圣歌游行。后来圣歌游行规模越来越大，完全失了控，教皇不得不下令阻止。他还下诏保护犹太教徒，并严厉谴责了在欧洲中部十分流行的鞭笞苦修派的行为。此外，教皇还广泛征求负责任的专家的医疗意见。死亡率在春末达到顶峰，

克雷芒听从了自己医生盖伊·德肖利亚克（Guy de Chauliac）
的建议，离开了阿维尼翁，一路逃到了罗纳河沿岸的瓦朗斯城
避难，直到阿维尼翁疫情有所缓和才回归。

港口城市到处都是落荒而逃的人，啮齿类动物的动物流行
病毫不留情地嚣张肆虐，鼠疫也因此传染到了法国南部的农村
地区。法国南部与意大利一样，黑死病疫情相当严重，14 世
纪之初这里也闹过大饥荒，再加上又是英法百年战争大部分战
役的交火地，大片农村地区贫穷落后。以尼斯镇为例，1300—
1348 年，近三分之一的人口轰然离世。但是和其他地区一样，
对城镇打击最大的还是黑死病。[35] 朗格多克省遭受的打击是
最沉重的。阿尔比市是加伦河东部的贸易市场，复合税历史记
录表明，纳税人数从 1343 年的 1 万人骤减至 1357 年的 5000 人。
当然，没人愿意交税，纳税人数的下降也许并不意味着人口总
数减少了 50%。但在规模较大的马赛拉格村，鼠疫暴发前居民
数约 1000 人，疾病带走了五成人的生命。赫鲁河沿岸塞万尼
斯的恒河镇情况也十分相似。1339 年，恒河镇地方议会共有
300 位选民，到 1350 年只剩下不到 140 人。

朗格多克是法国最富裕省份中的一个，黑死病肆虐期间共
造成近半人口身亡，放眼望去疮痍满目。该地区的某主要经济
作物经历致命一击，农产品市场行情继而跌入谷底。举例来讲，
葡萄种植产量开始滑坡，萎靡之势一路持续到 16 世纪。即便
是包括种植谷物在内的最基础的农业活动都遭遇了需求减少的
窘境。朗格多克省非常依赖农村经济，大片耕地被弃置让该地

区的经济受到了很大影响。有时因为鼠疫造成的人口减少，甚至整个村的土地都被闲置。[36] 不仅如此，朗格多克省遭遇的瘟疫风暴并非特例。在罗纳河谷沿岸富裕的普罗旺斯，黑死病死亡率将近 50%，某些地带甚至高达 70%。该地区也同样出现了大量耕地空置的现象。自 13 世纪末以来，对人口造成暴击的一系列天灾人祸中，数黑死病带来的负面影响最为沉重。

和意大利一样，伊比利亚半岛也受到了各方传播至此的黑死病的侵扰。[37] 病原体来源渠道至少有三条。第一条，鼠疫打南方来，从北非摩尔人的伊斯兰国家穿越直布罗陀海峡来到伊比利亚南部的伊斯兰国家。第二条，鼠疫自北方来，穿越比利牛斯山直捣巴斯克村庄。第三条是最重要的，从意大利启航的商船载着鼠疫病原体来到了巴利阿里群岛，再经此进一步抵达西海岸的数个重要港口，包括巴塞罗那和瓦伦西亚。伊比利亚半岛也与法国一样，战火连绵不断。黑死病暴发时，阿拉贡和葡萄牙的基督徒交战正酣，卡斯提尔人也在与格拉纳达的穆斯林交火。卡斯提尔阿方索十一世（Alfonso XI）的军队被敌军围困在了直布罗陀要塞，这时，黑死病突然降临双方军营。阿方索拒绝脱离部队，不幸染病，于 1350 年溘然长逝。他也是全欧洲唯一死于鼠疫的国王。

直布罗陀是黑死病在伊比利亚半岛袭击的最后一处，该地区最早发现的病例可追溯到 1348 年春。因为西班牙和葡萄牙都没有保留下准确的数据，因此也很难准确评估黑死病对该地区人口造成的影响。巴塞罗那和瓦伦西亚是西班牙的第一和第二大城市，鼠疫前城市人口大约在 5 万人和 3 万人，据估计瘟疫造成的死亡率均为 30%～40%。阿拉贡、加泰罗尼亚、格拉纳达和葡萄牙的鼠疫死亡率约为 30%。卡斯提尔有部分罕有人居的高地，总体死亡率为 20%～25%。整个伊比利亚半岛的地方司法、执法机构均停工，劫匪、强盗、罪犯无处不在。到基督教区最神圣的神龛之一的圣詹姆斯·孔波斯特拉（St. James of Compostella）神龛祭祀的朝圣者偶尔也会遭到抢劫或毒打。对此，皇室第一时间采取了措施，和阿维翁当局一样，泰然自若地进行了响应。控制薪酬和物价的法律得到通过，食物调配也得到了妥善安排来缓解某些地区的粮食短缺问题。阿拉贡的佩德罗四世（Pedro IV）甚至还建立起了隔离制度，贵族阶级希望将黑死病圈限在王国的特定区域范围内。

此外，皇室家族也采取了保护犹太人的措施。[38] 地中海地区，伊比利亚的犹太人人数最多，成就也最高。尽管反犹太事件时有发生，在整个基督教教区中，犹太人在伊比利亚半岛受到的待遇还是最好的，大量犹太人都为半岛的皇室纳税，他们中不乏医生、药师、翻译和大房地产经理人。黑死病的到来结束了半岛对犹太教的宽容默许，开启了一段残暴不堪的反犹太主义时期。这波浪潮结束时，曾经富甲一方、声名显赫的犹太民族也跟着被肃清干净。许多基督徒都将黑死病归咎于犹太人，认为是他们供给有毒的饮用水才酿成了灾祸。这种观点已相当老旧。举例来说，1321 年在朗格多克，有一定数量的麻风病患者被指控污染了供应的饮用水；正要被处决时，他们中有几个号啕大哭，称自己这么做完全是因为犹太人的教唆。1348年，这一观念再次传播开来。在德国小镇诺伊施塔特，一位名叫巴洛维纳斯（Balovignus）的犹太医生被拖到拷问台上严刑拷打后，承认自己确实给当地的几口井下了毒。他说，西班牙托莱多市的大拉比给他送来了一名犹太男孩。男孩带来了一种毒粉让巴洛维纳斯给井里投毒，否则就要被逐出教会。他警告自己认识的犹太教徒后，便照做了。消息从德国传来，从此凡是有犹太人的地方必定有大屠杀。许多西班牙人根本不需要给井水下毒这个借口。法律法规遭到废止，丢失了保护伞的犹太人更加不堪一击，富人尤甚。卡斯提尔和阿拉贡的国王迅速响应保护自己的犹太子民，但花了两年时间才将执法机关和司法机关重新建立起来。那时，伊比利业半岛犹太民族的规模已缩至原来的四分之一。

到1350年，黑死病在整个地中海盆地蔓延发展，丧生人数占总人口的35%～40%。佛罗伦萨年代史学家维拉尼对这场鼠疫带来的灾难进行了总结：

瘟疫先是大举侵袭了土耳其、希腊，接着又传遍了整个黎凡特、美索不达米亚、叙利亚、迦勒底、塞浦路斯、罗德岛以及希腊群岛，接下来造访了西西里岛、撒丁岛、科西嘉岛和厄尔巴岛，并以此为跳板迅速侵及欧洲大陆所有海湾地区。抵达黑海的八艘热那亚大帆船中，只有四艘返航，满载着染了病的水手。疾病在船上传播开来，水手们在返途中一个接一个倒下。

抵达热那亚后，无一人生还。他们周围空气里都是致病力极强的病原，无论是谁只要靠近尸体，没过多久便会一命呜呼。染了病的人腹股沟区和腋窝下都会出现大大小小的水肿，患者还会呕血，得病后三天内撒手人寰。聆听患者忏悔的神父和负责照料病患的一般都会受传染，因此一旦染病便会遭到众人唾弃，也失去了忏悔的权利，没有圣礼，没有药物，没有护理……许多土地成了废墟，许多城镇杳无人迹。而疫情仍在继续，直到＿＿＿＿。[39]

维拉尼有意在句尾留白，想等到黑死病结束那天再补上确切日期。然而他没能如愿。1348 年，维拉尼在这多灾之年与世长辞。

第四章　鼠疫的发展进程

黑死病从法国南部开始，沿着包括罗纳河在内的各个河谷向北传播，穿越各条重要的陆上贸易商路。在整个基督教王国中，数法国人口最多，居民总数达 1800 万～ 2400 万。法国北部地处欧洲大平原，是世界上土地最肥沃的小麦种植带。尽管14 世纪初出现了饥荒，英法百年战争也给社会留下了累累伤痕，整个法国农村地区的人口密度依旧是西方最高的。要研究黑死病对城市造成的影响，主要看意大利的北部和中部；若要研究农村地区受到的打击，则主要看法国。

16 世纪以前，欧洲只有少数几个地方留存有教区记事簿，吉弗里区的勃艮第村便是其中之一。[1] 记事簿数据显示，1340年当地人口在 1200 ～ 1500 人之间；1338—1348 年，平均每年有 30 人过世，对于一个尚未经历工业化的地区来说这是非常低的死亡率水平了。但到了 1348 年，事态突然生变。14 周的时间里，记录在案的有 615 条生命逝去，这意味着黑死病期间死亡率约为 50%。诺曼底公国的定性叙述和定量统计更加完备。[2] 在诺曼底，大多数村庄的教堂尖塔上都飘着一面黑旗，提醒人们黑死病就在身边。拉格拉韦里耶、拉雷弗里和圣玛丽洛蒙都是维尔河畔的小村子。1348 年 7—9 月，圣玛丽洛蒙有一半村民丧生。在拉雷弗里，领主夫人去世了却没能下葬，因为当地的神父都不见了踪影，周围教区也没有神父愿意走进这座村庄。在拉格拉韦里耶，"逝者在简陋的板子上咽下了最后一口气，他们的尸体又继续在上面渐渐地腐坏"。一项有关中世纪晚期诺曼底的系统性研究结果表明，1348年以前，诺曼底公国和朗格多克省一样，深陷一系列危机的泥淖之中。13世纪90年代和14世纪第二个十年发生大饥荒，英法百年战争的爆发又是雪上加霜。但跟黑死病比起来，这些灾难只是小巫见大巫。1348年的春末夏季是鼠疫肆虐最疯狂的时期，死亡率也达到了峰值。在此期间，诺曼底共损失了约30%的人口。

据研究证据表明，法国北部几座重要城镇的黑死病疫情要比农村地区严重得多。卡昂和鲁昂是诺曼底最大的两个城市，鼠疫死亡率分别为40%和50%。在荷兰国境线边上的重要纺织品之城图尔奈，第一批因病丧生的人当中就有当地主教。与诺曼底疫情类似，夏末是黑死病肆虐最严重的时节：

> 每一天，一具具逝者的尸体被堆砌在教堂里，5具，10具，15具。在圣布莱斯教区，时而会出现20具甚至30具。每一间教区教堂里，助理牧师、教区执事、教堂司事夜以继日地工作，丧钟长鸣不曾有片刻停歇。这声响闹得满城上下的男男女女惴惴不安，心中充满了恐惧。[3]

1348年春末，黑死病袭击巴黎，极有可能是沿着商贸通路从里昂和罗纳河谷北上而传来的。巴黎是欧洲北方地区最大的城市，据估计人口在 8 万到 20 万之间。与诺曼底情况相同，死亡率在炎炎夏季逐步攀升，提示城里暴发了败血型鼠疫。秋末冬初，死亡率曲线升至最高点，或许这就是肺鼠疫菌株暴发的证据。11—12 月疫情最严重的时节，据报道每天有 800 人丧生。加尔默罗修会修道士、巴黎大学神学硕士让·德韦内特（Jean de Venette）对黑死病给巴黎造成的影响进行了总结。他写道：

> 旧圣灵医院（巴黎最重要的医院）的死亡率高得出奇，马车每天都要花大力气将 500 多具尸体载到巴黎的圣婴公墓，一一埋葬，这样的日子持续了很长一段时间。旧圣灵医院涌现出一大批气质高尚的修女，不畏死神，谦逊又无微不至地悉心照料病患，脑海中从未出现过"恐惧"二字。她们借由死亡获得了新生，我们虔诚地希望她们将与耶稣一起息止安所。[4]

圣日耳曼奥塞尔教区的史料记载别有生趣。自 1340 年至 1348 年 5 月，有 78 人在遗嘱中嘱咐要将遗产赠予教区的教堂。自 1348 年 6 月至 1349 年 1 月，该数字增为 419 人。[5] 总体来看，黑死病暴发期间巴黎有将近三分之一的居民因此命丧黄泉。这座城市魅力十足，经济发展前景大好，致富机会多，鼠疫疫情一消失殆尽便吸引来了大批人移民至此。但与意大利各个大城市的命运相似，鼠疫给整个巴黎也带来了毁灭性的打击。让·德韦内特这样总结黑死病给法国制造的混乱：

公元 1348 年，法国人民与全世界大多数人一样才经历了战火洗礼，又遭受灾难致命打击。除了饥荒……除了战乱……瘟疫及其附带之灾在世界各地卷土重来。1348 年 8 月，每每黄昏薄暮夕阳西下，一颗耀眼的明星便在巴黎西方上空冉冉升起。众星闪耀都在遥远的高空，而它却不尽然。这颗星近在咫尺，仿佛触手可及。包括我在内的许多修道士都观察到，每当日落西山夜色来临，这颗星挂在天幕上的位置从不曾改变。最终当夜色笼罩，这颗巨大的明星分裂开来，向各个方向发散出光束，惊艳了正在观望它的所有人，点亮了整个巴黎东部的夜空，消失在一片黑寂里，无迹可寻。当它化作蒸汽，在空中烟消云散，我把问题留给了天文学家来作答。然而，这很可能就是瘟疫大暴发的先兆。因为我必须说，在那之后不久，巴黎乃至整个法国和其他各地都暴发了疫情。在这一整年随后的日子里，乃至翌年，巴黎、法国，据称甚至是整个世界，无论男女老少，死亡率都相当高（年轻人死亡率甚至高过了老年人）。一时间被死神带走的生命太多，都来不及埋葬……1348—1349 年的大部分时间，法国疫情不减。城市、乡村里的许多房子都人走楼空，废弃一旁。包括数幢豪宅在内的许多建筑房屋都坍塌成了废墟。巴黎也不例外。[6]

鼠疫从法国北部迅速蔓延，大举入侵皮卡第，接着又来到低地国家，打击方式一样出其不意，无从解释、无从分类。薄伽丘与包括巴黎大学医学院教师在内的许多其他 14 世纪评论家一致认为，城市的黑死病疫情最为严重，建议大家逃亡至农村郊区。这则建议有理有据，因为意大利中部城市化程度较高的地区死亡率都超过了50%，而法国北部农村地区的死亡率在30%左右。但黑死病病原学复杂，有若干种细菌菌株；时而只有腺鼠疫流行，时而出现腺鼠疫、肺鼠疫，甚至加上败血型鼠疫三管齐下的情况。这也就解释了为什么荷兰部分地区的死亡率呈现出异于意大利及法国北部的模式。荷兰也是继意大利北部和中部之后，欧洲城市化程度最高的地区。佛兰德省和布拉班特省的根特市、布鲁日市、伊普尔市、布鲁塞尔市和安特卫普市都是重要的纺织品制造中心，人口在2万到6万之间。[7] 而上述地区的鼠疫死亡率"仅为"20%～25%，比14世纪第二个十年大饥荒爆发时高不了多少。相比之下，在荷兰最具乡村特色，也是人口最稀疏的荷兰省，死亡率却达到了30%～35%，损失惨重到艾瑟尔湖沿岸有300年历史的荒地开垦建设项目也走到了尽头。300年来的修筑堤坝、造渠排水不得不喊停。

　　与荷兰省情况相近，斯堪的纳维亚也是大片的农村地区和农田，人口密度极低，黑死病期间死亡率也是颇高。[8] 某些地区甚至出现了过半人口死亡的现象。也许是拜北方的寒冷气候所赐，肺部并发症发作频率增高，进而导致肺鼠疫。传统上认为，黑死病是从挪威港口城市卑尔根进入的远北地区，时间约莫在1349年5月。卑尔根是斯堪的纳维亚最大的城市之一，也是汉萨同盟（环波罗的海各德语区集结而成的贸易联盟）重要的商业中心。5 月，一艘来自伦敦的商船载着羊毛在卑尔根港口附近浮浮沉沉。船上鼠疫暴发，船还未抵港疾病便已经带走了全体船员的性命。跌跌撞撞最终搁浅后，市政当局有关人员上了船，当局还没来得及设置好隔离区，黑死病已经在岸上传播开来，和墨西拿的情况如出一辙。对当时情形的叙述或许掺了假，但也捕捉到了疫情给当地人群制造的恐慌和对城市的蹂躏。1350 年年底，黑死病已传遍了整个斯堪的纳维亚，疾病的影响在瑞典马格努斯二世（Magnus Ⅱ）的悼词中体现得淋漓尽致："因为人类犯下了重罪，上帝以暴毙死亡的方式对全世界施以重罚。我们的大多数国民都因此离开了人世。"

比起卑尔根的遭遇，更残忍得令人脊背发凉的是黑死病在格陵兰岛惊人的进展，这也是基督教信奉区版图的最西端。[9] 自 10 世纪起，挪威人和冰岛人便开始了小规模的西迁。到 12 世纪，他们已经在格陵兰岛的东西部海岸建立起了较为成熟的聚居区。由于岛上居民的生活供给品很大程度上依赖于斯堪的纳维亚，鼠疫病原菌很可能也是搭着供应船传到了岛上。大多数学者均认为，黑死病是从卑尔根传染到冰岛，再依次来到赫布里底群岛、奥克尼群岛、设得兰群岛和法罗群岛，最后抵达格陵兰岛时大约已经到了 1350 年冬。该岛在黑死病暴发前后均没有人口统计数据，只有零零星星几篇文字记录了瘟疫造成的破坏。但当 15 世纪初挪威商船挺进格陵兰岛聚居区时，水手们一眼望去，看到的只有野生牛群漫步途经荒村野岭的景象。斯堪的纳维亚因黑死病损失了 45% ～ 55% 的人口。冰岛的死亡率高达 60%。而格陵兰岛因为瘟疫来袭加上气候条件每况愈下，整个基督教聚居区被吞噬得一干二净。

欧洲北部地区，将黑死病相关情况记录得最为详尽的要数来自不列颠群岛的资料。[10]1348 年 9 月，加斯科尼的商船把鼠疫病原菌带上了英国西南部梅尔库姆雷吉斯小小的多赛特港。加斯科尼几乎整个 14 世纪都是英国的领土。其最重要的城镇波尔多也是繁华的葡萄酒外贸港口。因此，黑死病一旦抵达法国北部便不可避免地进一步浸染英国。梅尔库姆雷吉斯发生疫情后，包括布里斯托、南安普敦、普利茅斯和埃克赛特在内的各个港口也接二连三地倒下了。布里斯托和南安普敦也是英国 - 意大利双边贸易的重要枢纽，换言之，这里的鼠疫很可能是从意人利或法国传来的。英国首都伦敦，作为全国最人的城市和最重要的港口之一，商贸通路遍布欧洲各地，同样没能躲过黑死病。1348 年晚秋时节，伦敦沦陷。与意大利情况类似，英国由于通商口岸过多，鼠疫病原菌来源各异，死亡率也跟着居高不下。

将黑死病是如何抵达英国的相关情况总结描述得最好的是亨利·奈顿。他在著作中描写了莱斯特郡东米德兰的圣梅多玛丽修道院的情景：

接着，瘟疫一路传到了南安普敦，抵达了布里斯托。顷刻间市民一个接一个地倒下，整座城市几乎沦为一片废墟。患病后，人们在床上苟延残喘不过两三天，有的甚至不到半

天就匆匆离世。这残酷的死亡惨状迅速随着日出日落的轨迹
蔓延至城市的各个角落。莱斯特的圣十字小教区，共有400
人丧命；圣玛格丽特教区，700人归西；几乎每个教区都有大
批人员死亡。林肯主教给自己管辖教区范围内的所有人发布
了通告，批准所有神父无论是清修神父还是世俗神父，都有
权聆听人们的忏悔，并享有主教宽恕众生的权力，当然有债
在身的人被排除在外。欠债者若有能力偿还，则必须在生前
还清债务，否则将委托特定亲属在其身后进行偿还。同样，
教皇也大赦了所有行将就木者，完全宽恕了他们所有的罪过，
免罪权在下一个复活节到来之前均有效，人人都可根据自己
的意愿选择聆听自己忏悔的神父。[11]

另一位年代史编者杰弗里·贝克（Geoffrey Baker）称，
鼠疫于8月中旬抵达布里斯托，奈顿也印证了这一日期。布
里斯托是英国的第二大城市，但按照欧洲大陆标准却只能算
座小城，人口在1万到1.2万人之间。按亚人群分类，享有圣
俸的神职人员死亡率为50%，而贵族阶级或精英统治阶级的
死亡率是30%。这两群人中都有不少在听闻鼠疫即将来袭后
便逃离了布里斯托，这样一来，上述两组数据就显得更为严
重了。黑死病蹂躏了这座小城整整12个月，1349年春达到高
峰，秋季时势头有所减弱。据估计，布里斯托整体死亡率是
35%～40%。[12]瘟疫造成了极其严重的短期影响，该城市有
20家手工业行会被迫缩短学徒培训时间，工匠手艺水平大幅

下滑，15 家行会不得不重新制定质量控制规章制度。

英国大部分地区都是农村，约 90% 的国民都居住在人口不足 1000 人的社区里。只要瞥一眼那里的农村庄园，便能了解黑死病给这个国家带来的伤害。农村的相关资料记录得十分翔实。大多庄园都拥有三套不同的记录档案：第一，账簿——记录地主管理中介的付款情况和对农民工资的拖欠情况，一年一记或两年一记；第二，普查——定期开展的大规模调查，以更为精确地记录地主拥有的财产和被欠的财产；第三，法庭卷宗——地主持有的法庭笔录，一月一记或一年两记，农民可据此续签劳动合同，或以此为证诉说疾苦。这详尽的记录，尤其是第三项法庭卷宗，如同显微镜一般将鼠疫带来的影响展现得淋漓尽致。

康沃尔公国地处英国西南角。[13]14 世纪中叶，大部分土地均归爱德华三世国王（King Edward Ⅲ）的嫡长子黑太子爱德华（Edward the Black Prince）所有。太子殿下也是百年战争的战斗英雄。康沃尔有三大经济支柱产业——经济作物种植业、畜牧业和采矿业，14 世纪初期呈现出一片繁荣昌盛的景象。尽管该地区的人口在 1348 年创下历史新高，但与大多数以粮食生产为主的农村地区相比，人口密度略显稀疏。这点尤为重要，因为从康沃尔的历史经验来看，黑死病并未对这座小城的人口结构造成显著影响。尽管鼠疫对某一地区的影响程度总是取决于当地的生态环境，但当且仅当肺鼠疫菌株流行时，人口密度才会成为重要的影响因素。[14]

1349 年冬末，黑死病从布里斯托、埃克赛特和普利茅斯一路侵袭到了康沃尔。没有数据显示当时的死亡率情况究竟为何，但该地隶属埃克赛特主教的辖区，主教记录下了发放圣俸的情况。史料自 1272 年起，一直完好无损地留存到了 14 世纪 40 年代。1339—1349 年，平均每年仅发放四次。相比之下，1349 年 3 月至 1350 年 3 月，该数字增至 85 次，是上一个十年均值的 20 倍之多，复活节至当年米迦勒节（9 月 29 日）期间达到最高峰。

庄园的历史资料从个人的角度记载了黑死病暴发的情形。据里拉顿庄园记录，地区长官约翰·德里尔（John de Rill）于 1349 年 3 月 12 日因疫病身亡。到 3 月底，赫尔斯顿科尔庄园的地方长官卢卡斯·科勒（Lucas Cerle）卧病在床，身体情况已经不足以支撑他再继续工作。实际上在鼠疫面前，绝大部分农村经济的管理工作都被迫停止。锡矿开采是康沃尔人最主要的经济命脉，最终也不得不全线停工。1351 年，可用于铸币的锡产量已不足黑死病暴发前水平的五分之一。庄园磨坊曾是最重要的水力来源，如今也遭弃用。纵观整个公国，闲置空地面积（无佃户的土地）与日俱增，地租也跟着遭殃。地租锐减对庄园地主来说是当头一棒，更加严重的是空地闲置期间土地和建筑会不断退化。要想使其重新成为适宜耕种的土地，则必须投入大量赁金成本。

与康沃尔相比，西米德兰更是英国农村乃至整个欧洲北部农村的典型。该地区土地资源天赋异禀，是西欧最重要的小麦生产区之一。许多专家学者都认为，距离牛津市南部 12 英里的库克斯汉姆庄园是最具代表性的农村庄园。[15]1349年，庄园归牛津的墨顿学院所有，该校也是欧洲物理学研究最顶尖的学府之一。同年3月，黑死病来袭。自1311年起，罗伯特·奥德汉姆（Robert Oldham）一直是库克斯汉姆的地方长官。3月底，鼠疫带走了他的生命。但奥德汉姆自始至终都是一名忠诚的公仆，临终前还在帮着地主清理账务。去世后，儿子约翰（John）子承父业。不到一个月的时间，约翰也因病离世。托马斯·阿特·格林（Thomas atte Green）接过了接力棒。他于6月逝世。次月，瘟疫带走了第四任地方长官的生命。第五任或许被死神叫了去，或许在1350年7月逃离了这片是非之地。到1360年，墨顿学院直接停止了对库克斯汉姆的开发，将整个庄园一并外包给了承租人。

鼠疫对社会和经济都产生了重大影响，劳动力短缺，就业困难，几乎所有行业的员工工资都大幅跃升，就连种植的粮食品种都发生了变化。由于人口与动物数量锐减，小麦和燕麦的耕种规模也跟着缩小，取而代之的是野豌豆和大麦，说明当地人民的膳食种类越发多样，对麦芽酒的需求与日俱增。惯常劳动（为地主提供的免费义务服务）变得稀缺，地主不得不专门高薪雇用散工打理私有地。库克斯汉姆与康沃尔情况相近，闲置空地面积增得很快。由于损失了近三分之二的人口，村溪北边所有的宅地统统遭弃。1377年的人头税清单显示，年龄在14周岁以上的居民仅38人，1348年有100人。此外，该数据很可能还包括了鼠疫离开后移民至此的人数。到1349年12

月，库克斯汉姆所有 12 名佃农都已相继离世。庄园利润下滑是黑死病给当地带来的最后一重打击。1291—1349 年，年利润25 ～ 65 英镑，平均值超过了 40 英镑。黑死病暴发后的十年里，记录在案的只有 1354 年和 1355 年两年的数据，利润跌破11 英镑。14 世纪余下的日子里，年利润没有超过 20 英镑的。15 世纪也没有超过 18 英镑的年份。

同样地处西米德兰的黑尔斯欧文庄园就在伯明翰西南边，距离库克斯汉姆西北 60 英里 [16]，地处荒凉的丘陵地带，是个面积达 1 万英亩的大型教区，12 座小村庄围绕中心城市广场散在分布。要明确该教区鼠疫暴发前的人口较为困难，但 1348年的记录称当地有 675 人，比 1315—1316 年大饥荒前一年峰值人口仅少 14 人。1349 年 5 月，黑死病降临该地，疫情在同年春夏两季最为严重。截至 8 月底，法庭特别开庭四次，目的仅仅是登记疫情死亡人数。接下来的半年间，绝大多数庭审处理的都是黑死病带来的一系列问题。有关男佃户情况的数据保存得最为完好，他们截至 1349 年年底的死亡率约计达到 46%。其他英国村庄的死亡率水平与此接近。以同处西米德兰乌斯特郡的艾华乔奇庄园为例，瘟疫共造成 44% 的佃户身亡。英国东部萨福克郡的雷德格雷夫庄园，死亡率超过了 50%。

英国教会将鼠疫肆虐期间的记录留存得较为完整。1349 年1 月，巴斯和韦尔斯的主教给自己教区内的神父们写了一封信，总结了主教教区的各项事宜：

当下流行的传染性瘟疫波及范围甚广，教区的许多教堂都没了神职人员，也没了神父，无人照料教区居民。因为没有任何一个牧师愿意到上述教堂为居民提供教牧关怀，无论是出于内心的热忱也好，抑或仅仅是为了换得固定收入而志愿服务也罢，都找不出一个，也没人愿意慰问病患并将教堂的圣餐分予他们。我们了解到，许多奄奄一息的人都没能得到一场告解礼。（因此）……我们诚挚建议所有人，尤其是那些已经染上疾病，或在未来有可能患上该病者，若即将撒手人寰之时还是没能等来神父出现在自己身旁，请相互聆听彼此的忏悔……若身边没有任何一名男性，女性也能成为你的倾诉对象。[17]

英国神职人员的死亡率似乎比世俗的非神职人员要高。萨默赛特主教教区就在巴斯和韦尔斯教区以南，1348 年 11 月至次年 1 月，该地区新增圣俸上涨了 5 倍之多。[18]牛津有 43%拿圣俸的神职人员不幸丧生。在距离牛津东北部 13 英里的比斯特，拿圣俸的神职人员中有 40% 因病离世。而在白金汉郡的威科姆，该比例达到了惊人的 66%。牛津大多数的学生都或多或少要遵循一些宗教秩序。大约是 1349 年年初黑死病来袭，许多学生教师纷纷逃到外地，学校也不得不关门。两位牛津教师理查德·菲茨拉尔夫（ Richard Fitzralph ）和约翰·威克里夫（ John Wyclif ）的言辞有夸张的成分，却生动地描述了鼠疫造成的影响。菲茨拉尔夫称，大学 1348 年共计招生 3 万人，1350 年招生人数仅为 6000 人。威克里夫则表示，上述两组数据应分别为 6 万和 3000。两人的估计值都大大超出了实际水平，因为牛津学生总人数仅为 1000～1500。但他们却非常形象地描绘出黑死病给人们心理造成的冲击。一项有关神学院教职人员死亡情况的现代研究表明，该人群的死亡率低于 10%，极有可能是因为大多数教师都选择了逃离当地。[19] 神学院的学生除了逃亡的以外，死亡率接近 30%。牛津较少外出的市民死亡率为 35%～40%。对于逃亡的那一批人，我们只能假设他们最后的死亡人数都归到了避难落脚的城镇、村庄、群落中。

林肯和约克两个主教教区覆盖了英国北部大部分领土面积。[20] 各个主教都留存有较为完备的登记簿，方便详细地统计分析，探究黑死病期间神职人员的死亡率水平。1349 年 2 月，林肯暴发鼠疫，紧接着的 4 月、5 月疫情发展至高峰。亨廷顿副主教管辖范围内的 9 个乡村神父辖区中，35% 拿圣俸的神职人员因病去世。相较之下，1347 年至 1349 年，死亡率均不及 8%。1350 年，一切都渐渐恢复到正常的轨道上来，死亡率也降到了 2% 以下。约克损失了 40% 的神职人员，这反映出该地区较为寒冷的气候特征，肺部伴发并发症的概率颇高，同时也提示当地发生了肺鼠疫。不能忘记的是，接受圣俸的神职人员属于精英，受过较好的教育，比凡夫俗子外出机会多。但没有确凿证据表明，教育程度和流动性能让人避免患上鼠疫，虽然二者也无相反的效果。因此，神职人员中较高的鼠疫病死率能够说明，普通人群的死亡率甚至更高，或至少是一样高。

英国南部的温彻斯特拥有 5000～8000 人口。[21]11 世纪起，城市逐渐没落下来，但依旧是整个英国最富裕的城镇之一。

1348 年年底，黑死病侵袭了这座城。翌年 1 月，教堂墓地人满为患，必须开辟新的墓地。但再怎么开发，永远供不应求。令主教沮丧的是，许多市民直接在城墙外随随便便挖个坑，便把人埋了下去。人口减少了到一定程度后（至少降到了鼠疫来袭前的一半），市中心重要的商业大道和部分主街都成了神圣的坟地。温彻斯特的一个个坟冢，提醒着人们黑死病曾经来过。城市大教堂计划修建的两座高塔从未真正竖起来过，西面临时搭建的正面还是在鼠疫过后因为削减了另一项大工程的预算才成了永久性建筑。据 1377 年人头税清单统计，该城当年的人口已跌至 3000 人以下。

温彻斯特主教所持的地产记录是黑死病侵袭英国农村地区的又一力证。法恩汉姆在伦敦以南 10 英里的位置，拥有 10 座村庄，地处英国最繁华、人口最密集的区域。里弗斯（Reeves）对地产记录进行了解读，称 1348 年当地人口为 3500 人。佃户去世后要以土地动产形式向地主缴纳的一笔费用，称为租地继承税。从这项税务的记录及闲置空地（defetus per pestilentium）记录可以看出，黑死病于 1348 年秋来到这座城市，一直持续到次年夏季。在当地 740 个户主中，185 人（约四分之一）撒手人寰。1349 年余下的时日里，另有 101 人去世，总体死亡率将近 39%。

1348 年 9 月底，黑死病造访伦敦，自西向南经陆路传播，从布里斯托传到了南安普敦，也很有可能直接通过商船沿泰晤士河一路抵达伦敦桥。伦敦居民人数约为5万，是英国当时的第一大城市，也是英国唯一一个能在欧洲大陆称得上"大都市"的地方。[22]14世纪初期，人口过密导致该城卫生系统和公共健康系统一度瘫痪。1348年，事态有所改观，主要是因为皇室采取了相应措施。但伦敦流入泰晤士河的最重要的支流——舰队河里确是烂泥堆积，垃圾成灾，四下可见人类和动物的排泄物，河水几乎处于静止状态。这样污秽脏乱的环境卫生，再加上平均每平方英里5万人的人口密度，势必会提高肺鼠疫的死亡率。

14世纪时，伦敦城墙已岩块剥落，但因为泰晤士河打南边流过，伦敦塔又屹立在东面，这本可以把整座城池与周围的农村郊区隔离开来。但很显然，这一切只是伦敦当局的一场黄粱美梦。与奥维多的情况一样，当时无论是迅速颁布公共健康法还是采取隔离手段，都是为了减少工业污染，处理人体排泄物，并阻止访客进入隔离区。三大目的，尤其是最后一项注定失败，因为黑死病在那年秋天卷土重来。这次流行的是由鼠类和跳蚤传播而来的腺鼠疫，肆虐了1348年整整一个秋天，并于冬天进展成为肺鼠疫。自2月2日至4月2日的两个月间，一块墓地里葬了超过2000人。然而更糟的还在后面。6—9月，公民报告记录显示，平均每天有290条生命逝去。6月、7月，威斯敏斯特教堂空缺了七个领圣俸的主要神职人员的位置。1348年5月，坎特伯雷的大主教约翰·斯特拉特福德（John Stratford）因病去世。他的继承者约翰·奥佛德（John Offord）还未被正式授予职位便于次年5月离开了人世。奥佛德的继承者，牛津著名的大学教师托马斯·布拉德沃丁（Thomas Bradwardine）于 8 月撒手人间。原定于 1349 年秋季召集会议，计划迟迟未能兑现。黑死病疫情一直持续到了 1350 年春末，带走了 35%～40% 伦敦人民的性命，一些学者甚至认为该数字已达到 50%。因为伦敦社会经济发展机遇颇多，这一点深深吸引了众多海外移民，疫情势头刚稍稍减弱，城市的人口量便开始回升。但即便如此，直到 16 世纪初期，伦敦的人口才终于超过 5 万人。

鸟瞰整个英国，受打击最严重的是东安格利亚。[23] 尽管从某些方面来看，东安格利亚可以算得上是一个国家的缩影，但从另一些方面来讲，它又有着自己鲜明的特点。最大的不同点在于地理位置所致的独特经济导向。东安格利亚地处英国西部，湿地沼泽将此地与国家的其他地区分隔开来，东面北面有沃什湾和北海环抱，道路设施条件较差，陆上交通极其不便。因此，东安格利亚的商人很大程度上靠海运运输自己最主要的商品——羊毛和呢绒制品。他们与欧洲大陆其他地区的商人建立了非常紧密的贸易伙伴关系。大约在 1349 年春，来自荷兰的商船搭载着货物来到东安格利亚，同船也载来了黑死病病原。来自伦敦和埃塞克斯的病原菌接踵而至，更是加重了疫情。东安格利亚的黑死病来源不止一处，也因此造成了相当高的死亡率。

同年 5—9 月短短五个月间，据当时的人称，当地人口缩减了三分之一。剑桥郡历史记录留存较好的三个乡村死亡率分别是 53%、57% 和 70%。剑桥大学的损失惨重程度远远超过牛津大学：4—8 月，40 名驻访学者中有 16 人丧生。萨德伯里是又一重要的商贸市场和教会中心，1348 年时拥有街市档位 107 个。到 1361 年，只剩下 62 个。诺里奇市贝特曼主教（Bishop Bateman）的管辖范围涵盖了大半个东安格利亚，他花了 1349 年整整一年的时间，刚好赶在鼠疫来临之前跑遍了整个教区。6 月，他从大雅茅斯市逃到了诺里奇，再从诺里奇南下抵达伊普斯威奇，接着西行来到圣爱德蒙兹伯里，后又向西南达到萨德伯里，最终北上抵达了自己在霍克森农村的宅邸。

　　诺里奇和圣爱德蒙兹伯里是东安格利亚两个最重要的两个镇，有关黑死病最有力的研究证据亦来源于两地的史料。诺里奇实际上是该地区的首府，1348 年居民人数在 1 万～1.2 万人之间，是全英国第二大或第三大城镇。[24] 黑死病于 1349 年 1 月悄然降临，来袭的病原体很可能是肺鼠疫耶尔森菌，疫情一直持续到次年春天。有一半收圣俸的神职人员以及 40%～45% 的世俗者从中丧生。四家教区教堂停止了正常运转，因为根本找不到神父做弥撒，也鲜有教区居民参加。神职人员人力缺口过大，促使贝特曼主教在停下逃亡的脚步后，到剑桥大学成立了三一学院，为的就是培养更多的神父。

　　圣爱德蒙兹伯里是一个繁华的城镇，居民人数超过 7000[25]，商业经济和工业经济争奇斗艳，附近便是欧洲最富庶的修道院群。寺院记事簿记下了鼠疫产生的影响。黑死病背景下，僧侣奇缺，因而在 1351 年 1 月 19 日，教皇克雷芒六世批准男修道院院长威廉·伯恩汉姆（William of Bernham）收编 10 名年龄在 25 岁以下的僧侣为神父。史料称，修道院半数的僧侣（40 名）在瘟疫中驾鹤西归。据 1377 年人头税清单显示，总人口跌至 4200 人左右，损失率超过 40%。依赖圣爱德蒙兹伯里市场供应商品的周边乡村地区，其死亡率更是达到了惊人的 60%。极有可能整个东安格利亚的鼠疫死亡率都接近 50%，与托斯卡纳区和斯堪的纳维亚部分地区共同构成了黑死病期间欧洲损失最惨重的地带。需要再次强调，这三个地区的鼠疫死亡率之所以高，可能要归结于两点：其一，沟通本地与外界的网络四通八达，各鼠疫耶尔森菌菌种均可传入该地；其二，气候尤为寒冷或潮湿，造成肺部并发症频发，最终导致致死性肺鼠疫。

英国除上述地区外的其他地区，黑死病制造了几乎一样惨重的灾难。奈顿报告了莱斯特的高死亡率，重点提到了莱斯特郡。诺丁汉郡纽瓦克市有 48% 拿圣俸的神职人员因病去世，林肯郡的斯托有 57%，林肯镇有 56%，而唐卡斯特有 58%。[26] 特威德河北岸，苏格兰人在"旧"敌的悲伤里欢呼雀跃。1349 年夏，苏格兰乘英格兰人之危征募了一支军队，但部队从未真正出征。7 月，黑死病抵达苏格兰。年代学家约翰·富尔顿（John of Fordun）是这段历史的最佳叙述者：

1350 年，苏格兰王国暴发严重瘟疫，在人群中传播……从世界开端到近现代，前所未有闻所未闻……瘟疫突如其来，泄愤般地肆虐，带走了近三分之一人民的生命，以此给大自然还债。不仅如此，病魔仗着上帝的旨意让染病者离奇身亡，患者的肉躯有时会变得肿胀，出现水肿，苟延残喘不到两天便咽下最后一口气。[27]

威尔士也保存有较为完整的疫情相关史料。疾病在当地的流行模式占据着举足轻重的地位，因为威尔士有部分山区，让我们能更好地评估鼠疫在该地理环境中所造成的影响。[28]1349年3月，瘟疫从塞文谷传来。在不到两周的时间里，地租开始下跌；以威尔士中南部的阿伯加文尼为例，租金价格比鼠疫来袭前水平降低了三分之一。某些乡村的形势甚至更为恶劣。鼠疫暴发前，维瑞斯的地租每年将近14英镑。但到了1350年，便一路滑至2英镑以下。特雷弗盖伊塞尔在疾病流行前的租金约为每年4英镑，1350年时因为"死亡率过高"而跌到了6先令。

1349年春，黑死病抵达威尔士北部，一直持续到了秋天。"鼠疫造成粮食歉收，没有粮食磨坊也就没法发挥作用，久了不磨也就慢慢失去了价值。"[29]法庭、市场、集市分文无收。因为没了矿工，霍利韦尔的采矿业也不得不全线停工。露丝村是威尔士少有的几个能把法庭卷宗保存得相对完好的地方。1349年4月和5月，村里的生活安然无恙，没有一例逝者记录。但到了6月的第二周，7人离世。到了月末，共有11人死亡，占全村人口三分之一余。

同年早春时节，黑死病抵达爱尔兰，极有可能是由布里斯托和切斯特的商船传来的。接下来的夏天，疫情发展至最高峰，都柏林大主教也被病魔带走了生命。他应当是整个爱尔兰最德高望重的神父了。当地各处资料过于分散，很难估计鼠疫造成的总死亡率。爱尔兰基尔肯尼的方济各会修士约翰·克莱因（John Clyn）对黑死病造成的惨状进行了较好的描述：

> 我与已逝者并无二致，正在等着死神的到来。我也会将自己所听到的和已经得到证实的一五一十地记录下来。纵使作家不在人世，但作品还在。没了工人，我自己添了羊皮纸，笔耕不辍。倘若未来真有幸存者，倘若亚当之子能幸免于难，请继往开来，将记录延续下去。[30]

后来，另一位接过笔杆子，在编年册上补充道："也许作者已故。"

黑死病从意大利经阿尔卑斯山，从荷兰和法国越过莱茵河传到了德国。[31] 年代史编撰者都或多或少夸大其词，但这样的夸张也生动体现了当时的人们对瘟疫的主观印象。许多德国观察家称，每十个人中仅有一人生还。其他人则称，汉萨城最大的两个镇明斯特和吕贝克分别有1.1万人和9万人丧生。很明显两组数据都言过其实了。9万是整个吕贝克总人口的四倍。但人们的主观感知依然清晰可见。

有的估计更为准确。[32] 在维塞尔河岸的不来梅，市议会将所有逝者的名字整理成了一份清单，表单上显示共有6966人被鼠疫夺去了生命，另有1000人死因不明。对于这个人口总数至多在 1.2 万～1.5 万的城市来说，这组数据也意味着鼠疫死亡率达二分之一至三分之二。汉堡是汉萨第二大港口城市，共有 12 名烘焙师（共 34 名）、18 名屠夫（共 40 名）、27 名公务员（共 50 人）和 16 名市议会成员（21 名）不幸离世。而在第一大港吕贝克，共有 11 名议员（共 30 人）、2 名市政委员会委员（共 5 人）以及 27% 的业主相继去世。吕贝克以东沿波罗的海走 35 英里便是维斯马，该市损失了 42% 的市政委员会委员。距汉堡西南数英里远的伦伯市，公务人员死亡率达 36%。波罗的海最东端的瑞威尔（今天的爱沙尼亚首都塔林），死亡率定格在 27%。在易北河沿岸的马格德堡，方济各会男修道院里只剩下了三名幸存者。很难准确估计德国北部的鼠疫发病率，整个汉萨农村腹地都鲜有相关数据记录得以留存。然而，城市数据显示，疾病发病率在 25%～30% 的水平。

德国其他地区受打击程度相对较低。阿尔萨斯、洛林和波希米亚的死亡率仅为 10%。在纽伦堡，黑死病同样令人口削减了约一成，这也许是整个西方世界所有主要城市里最低的死亡率了。[33] 纽伦堡是跨阿尔卑斯山贸易线上的重要一环，14 世纪早期的人口总数在 1.5 万～2 万人。要探讨黑死病给这座城市带来的影响，很难单独分析环境因素在其中发挥的作用。但值得一提的是当地颇为著名的斯特拉公共卫生体系。街道铺设完好并定期保洁。垃圾不可当街乱扔，必须用袋子装好后才能装车带走。猪不得出现在城市中。市民高度重视个人卫生问题，这在中世纪末期的基督教信仰地区实属罕见。许多工人的周薪里都包含"洗浴费"一项，公务员可定期洗澡。纽伦堡共有14间公共浴室，还设置有严格的监测监察制度，以确保公共浴室清洁卫生，且不像其他城镇一样被当成妓院滥用。到15世纪，该城市共有六名市政医生，数名私人医生，多名药师、外科大夫和助产士，共同组成了实力强大的医疗卫生体系。据上述医疗专业人士分析，中世纪城镇往往都存在死尸堆放、通风不良和人口过密的现象，这才招致鼠疫。政府据此制定了相关政策，尤其是下令将逝者尸体葬在城墙以外的区域。政府要求神父缩短布道时长，缩减集会时间。死者的衣物和寝具统统要销毁，身前居住过的房间也要用烟熏消毒，使其室内空气得到弥漫焚香的"净化"，因为那时的人们相信，怡人的香气能驱散病魔。诚然，气味与鼠疫的播散并无瓜葛，又顾及跳蚤和鼠类在疾病传播中的重要作用，过度强调卫生状况对黑死病蔓延的影响便好似抱薪救火。威尼斯即便卫生条件优良，也未能抵御鼠疫的致命一击，这在前文中已有所讨论。然而，纽伦堡出类拔萃的公共卫生体系还是在一定程度上起到了疾病预防的作用，至少预防了肺鼠疫菌株的流行。

因此，总体来看，德国的黑死病死亡率要低于地中海盆地、法国、不列颠群岛和斯堪的纳维亚半岛。此外，德国还出现了两个与黑死病密切相关的独特现象：鞭笞派*和反犹太人大屠

---

* 中世纪宗教派别，包括为了惩戒或修行而公开鞭笞。在早期基督教会，鞭笞用以惩戒违抗戒律的神职人员。14世纪中叶欧洲鼠疫大流行时，信徒大量增加，他们企图靠自己努力减轻迫在眉睫的天罚。

杀。前者并非德国独有，其流行也不局限于 14 世纪中叶。[34]
鞭笞派出现于 10 世纪后叶，千禧年（基督诞辰一千周年）即
将到来之时。许多人都相信，基督必将在千禧年降临，亲启新
时代的新篇章。黑死病暴发期间，鞭笞派在伊比利亚半岛、法
国和低地国家陡然出现，并于 1348 年前后降临匈牙利。德国
的莱茵兰却是该教派信徒最密集的地区。对此有两段叙述十分
出彩，一段来自让·德维内特（Jean de Venette）：

瘟疫肆虐正狂，一个镇接一个镇传播。此时，以弗兰德斯
（Flanders）、艾诺（Hainault）和洛林（Lorraine）为代表
的德国人揭竿而起，依仗着自己的权威发展出一支新的教派。
他们打着赤膊聚集成群，列队游行穿过各个交叉路口、城市广
场和淳朴的小镇。他们围作一圈，一边用粗重的鞭子抽打前面
一个人的脊背，一边欢呼雀跃，放声高唱与仪式相配的欢乐圣
歌和专门为了此情此景而谱写的新曲。因此，在接下来的 33
个日日夜夜，他们游行经过许多城镇，用苦行赎罪，为好奇的
人们奉上一场视觉盛宴。他们抽打着自己的手臂肩膀，用铁枪
头狂热地鞭笞，直到皮开肉绽，鲜血淋漓。[35]

另一段来自让·佛鲁·瓦萨尔（Jean Froissart）：

忏悔者四处奔走，最早的一批是从德国逃出来的。他们中
有的公开补赎，用皮革打成死结做成鞭子，狠狠地抽打着自己，

鞭子上还带着小铁钉。有的弄得自己两块肩胛骨之间皮开肉绽、鲜血直流。有些愚笨的女人还准备好了布，把血染到布上再涂到自己眼睛上，说这是奇迹之血。以苦行赎罪时，还要吟唱十分悲怆的歌曲，关于耶稣的诞生和他的满腔热忱。苦行赎罪的目的是要遏制瘟疫对人类的杀戮，因为在那时……全世界至少损失了三分之一的人口。[36]

　　这项运动很快便在欧洲中部流行开来。鞭笞派苦修者结成50～300人不等的团体上街游行；游行队伍长如巨蛇，两人一行，数百人齐步向前。整个队伍男人在前，女人随后，唱赞美诗。他们戴着头巾，身着白色长袍，胸前背后都饰有红十字纹章，有的人还扛着十字架。每个游行队伍的领头者被称为"主人"或"父亲"。他会倾听人们的忏悔，更让公务人员感到恐惧的是，领头者还会实施鞭笞，施予宽恕。游行队伍中的每一名成员都要宣誓，在游行期间绝对效忠自己的主人，一般来说，活动会持续三十三又三分之一天，象征着耶稣在地球上的时间。苦修者不可洗浴，不可刮胡，亦不可更衣；不得在软床就寝，尽管一天可以洗一次手，但必须以跪姿完成，以示谦卑。当然，限制条件还有很多。苦修者将被禁言，未经主人的许可，相互之间也不允许交头接耳。性生活绝对禁止，男苦修者哪怕和女性只说了一句话也要跪在主人面前以苦行赎罪。接着，主人施以鞭笞刑，边抽边唱："因为纯殉道者的荣光而出现，从今以后将保佑你不再背罪。"

苦修者无论是来到城市抑或是乡村，都一定会到当地最著名的教堂去，在那里围成一个圈。男的脱去最外层的衣服，换上宽松的半裙装，从腰部一直拖到脚踝。接着，他们便开始进行自己标准的仪式流程。忏悔的鞭笞派苦修者以十字架姿势（又称萨拉韦里式）绕圈行进，接受鞭笞。苦修者们时而还会用鞭子抽打自己，一边还吟唱着圣歌，庆祝纪念耶稣的热忱以及圣母马利亚的荣光。一般来讲，主人和他的两个助理会站在圆圈的中央，监督整个流程的进行，并确保所有人都热情高涨，无人懈怠。整个仪式里，全员会集体"仿佛被闪电击中般"倒下三次，呈俯卧姿势，伏地啜泣。主人便会在这时走到他们中间，请求上帝宽恕所有罪行。接着，继续苦修。

每一天都至少要完成两次仪式。若某位女性或神父事先未经主人允许私自走进圈子，或以任何方式干扰仪式正常进行，整场仪式都必须全部重新来过。倘若主人认为两场"常规"苦修仪式没有展现出足够的热情，也许还要增加一场。大多数这样的仪式都开展得很透彻；偶尔也会出现铁钉在鞭笞过程中刺入肉躯，不得不拔出来才能继续的情景。鲜血喷薄而出，苦修者的身体有时会出现水肿，进而感染。然而，还是要求每一位苦修者每一天都参加仪式。

大多数莱茵兰人都对苦修者怀有好感，常常大批观摩他们的修行仪式。甚至是态度中立的观察家们也认为，鞭笞仪式的影响是巨大的。观众抽泣、泪流、大哭，撕扯着自己的头发。在他们眼里，苦修者就是为了整个世界而赎罪的烈士，保护众生免受鼠疫的进一步折磨，让瘟疫永不再来。大多数村民和城里人都觉得能把苦修者盼来是莫大的荣幸与优待，因此都纷纷表示欢迎。教堂钟声常常无须神职人员同意便能被敲响，神职人员也因此觉得自己的地位受到了冲击。当地居民敞开自家大门，为苦修者提供粮食，并拿出蜡烛供其进行仪式时使用。在一些德国城镇，市议会甚至专门划拨公共基金来支持苦修仪式。林林总总无不反映出大众对神职人员的不满情绪，在大家看来，教堂牧师贪污腐败，根本无法缓解黑死病给人类带来的创伤。相较之下，鞭笞派苦修者诚实坦率，敢于创新，内心纯粹，称自己能避开邪恶之魔，也能赶走鼠疫，让人们将疾病带给自己，好让身体痊愈。苦修者们的发卡、指甲剪和血滴都被视为圣物。人人都想凑近一些，能够触摸到这些圣物。根据史料记载，有些村民甚至将尸体搬来让苦修者将其死而复生。

鞭笞派苦修者几乎在整个 1348 年都保持着良好的组织纪律性，一心一意实现目标，无论是民事政府当局还是教会都很少找他们麻烦。但到了年底，苦修运动中的某些成员开始不受控制。据报道，贪污腐败、虚假承诺、性侵案件时有发生。事与愿违，黑死病肆虐依旧。德国大部分地区，疫情严重程度有增无减。也许更为重要的是，整场运动演化为"对新千年的嗜血追求"。[37]1348 年连续发生了几起包括数次地震在内的自然灾害，天灾加上黑死病都是世界末日即将到来的有力证据，完美推动了千禧年说的发展。许多德国人相信，费雷德里克·巴巴罗萨（Frederick Barbrossa）国王必定会复活，赶走所有神职人员，强制富人与穷人结为连理。耶稣必将降临，黑死病必遭终结，新时代的一轮红日即将破晓。绝大多数鞭笞派苦修者都成了千禧年信徒，要在血淋淋的仪式基础之上建立起自己的民事政府，这对当时的社会又增加了一重新的威胁与挑战。渐渐地，皇权贵族与资产阶级退出了运动大潮；工匠、农民也相继退了出来。1349年年初，曲终人散场，运动主力军只剩下边缘人群，其中便包括越来越多的流浪者和罪犯。

事态发展至此，当局开始失去同情心，转而重拳出击，打压鞭笞派苦修者。在英国、法国、伊比利亚王国等中央集权较为强大的地区，鞭笞派的活动长期以来都被严格限制着，因此消灭起来也相对容易。但在中央集权较弱的德国，当地地主的一切所作所为都畅通无阻，鞭笞派影响力颇大。正因为如此，德国也是最有必要打压鞭笞苦修的国度。1349年年初，教皇克雷芒六世迈出了第一步。他征求了巴黎大学教师们对于鞭笞派的态度观点。让·德韦内特写道：

克雷芒按照神学专家们的意见采取了行动……专家称，这一新宗派的成立有违上帝之旨，有违圣母教堂之习俗，有违拯救灵魂之目的。此言不假，没过多久便应了验。近来，密使们将巴黎大学专家学者有关这一新式愚昧仪式的观点态度转达给了教皇克雷芒六世，教皇有充分的理由相信该宗派行为可耻，有违法律，下令禁止当下肆意蔓延的公开鞭笞赎罪活动，违者将从此被革出教门。鞭笞派教徒获得了某些愚昧昏庸的神父和修道士的支持，到处发布邪恶、错误又荒谬的教义观点。因此教皇的这道禁令下得正及时。[38]

1349 年 10 月 20 日，克雷芒发布一道训谕，公开谴责鞭笞派，敦促对该教派进行压制。他向各个国家的人民、政府去信，收信人包括英国、法国和卡斯提尔的国王，大多数德国的高级教士和地主权贵也收到了来信。到 1350 年，几乎已经没了鞭笞派运动的踪影。

反犹太主义是该教派宣扬的主题之一。[39] 欧洲南部尤其是发生在伊比利亚半岛的大屠杀在前文中已有所讨论。在欧洲中部，尤其是莱茵兰地区，屠杀行为更为惨烈，产生的影响也更为深远。这方面最具洞察的探讨再次出自让·德韦内特之笔：

犹太人突然间被猛烈抨击为感染水井、污染饮用水和空气的罪魁祸首。全世界都站在了他们的对立面，蛮不讲理地与他们残忍对抗。他们在德国……遭到基督教徒的残忍杀戮，全国上下数千人被不分青红皂白地活活烧死，男人及其妻（犹太人）的愚昧一朝不变，屠杀就要继续。孩子也许得不到浸礼了，母亲便把他们扔进火堆，再纵身一跃跳进火海，和自己的丈夫、孩子一同化为灰烬。据说，往井里投毒的恶心肠基督徒也被推进了火坑。但事实是，即便他们真的下了毒，犯了罪，也绝不可能引发那场威力无边的瘟疫，感染人数也不可能如此庞大。[40]

14 世纪欧洲最顶尖的两大医学院为巴黎大学和蒙彼利埃大学所有。两大学院的教授均表示，所有安在犹太人头上的罪状都是诬告。他们指出，犹太人总是和基督教邻居同饮一井水，死于鼠疫的情况相差无几。教皇克雷芒也拒绝将瘟疫暴发归咎于犹太人，甚至还专程下诏书，命令神职人员保护当地的犹太居民，并指出"他们（鞭笞派苦修者）中的大多数及其追随者都是披着虔诚的外衣，干着残忍不敬的勾当，屠杀基督教义尊敬包容和维护的犹太民族"。多地的地方当局都采取政策保护犹太人，但德国恰恰相反，因为没有强势的中央集权，极端分子为所欲为。

瑞士当局经协商一致发起了一场有组织的反犹运动，结果使当地犹太人近乎灭绝。运动始于 1348 年 9 月，苏黎世市议会将市内所有犹太人驱逐出境。事态愈演愈烈。在瑞士巴塞尔，城里所有犹太族裔都被集中到了莱茵河的一座小岛上，随后全体被杀害，作为贡品献祭。事后，该市市议会通过一项法律，未来 200 年禁止任何犹太人移居于此。斯特拉斯堡的市议会曾尝试保护当地犹太人免受愤怒的公民的打击报复。作为回应，实力强大的商人行会进行了反抗，罢黜老议员，又将新一批反犹太议员扶上马。次年 2 月，新议会将 2000 名犹太人烧死；灰飞烟灭之时，许多斯特拉斯堡人还在火堆里翻找，看看尸骨中还有哪些未被烧尽的宝贝。1349 年春夏两季，暴力继续升级。在某些城镇，屠杀与黑死病交错并存。另一些地区刚刚听闻瘟疫即将到来便开始了屠杀。那年春天，法兰克福大片犹太社区遭毁，接着美因茨和科隆的犹太裔也难逃厄运。前者拥有逾3000名犹太人，这大概是整个欧洲北部人数最多、经济最富裕的犹太社区了，拥有着历史悠久、令人自豪的民族传统。一旦受到袭击，犹太民族便会团结起来，一致对外；第一场战役中，共造成200名基督徒伤亡。但翌日，基督徒在周围地区补强了阵营，再次攻击犹太人区。这次，犹太人没能招架得住，全军覆没。

布鲁塞尔、索伦图恩、祖芬根、斯图加特、兰茨贝里、巴伦、梅明根、林道、弗莱堡、乌尔姆、哥达、爱森纳赫、德累斯顿、沃姆斯、巴登、爱尔福特和施派尔也发生了类似的屠杀。在施派尔，犹太人的厂休被装进葡萄酒桶，扔进莱茵河随波逐流。到1349年年底，暴力屠杀在黑死病疫情慢慢趋于平缓的莱茵兰地区渐进尾声，却在波罗的海沿岸的汉萨城镇和欧洲东部地区重整旗鼓，而黑死病在这些地区也是刚有苗头。事态惨绝人寰，只能用"大屠杀"一词来描述。到1351年，超过350场屠杀将60个大犹太区和150个规模较小的犹太区斩草除根。黑死病的重要历史意义之一是促进在种族大屠杀中幸免于难的欧洲犹太人向东进发，来到波兰和俄国，并在那里生活了将近六个世纪。

幸存的犹太人之所以要东迁，其中一个原因是波兰国王卡西米尔（King Casimir）主动提出保护他们。难以捉摸卡西米尔究竟为何如此殷切地欢迎犹太人，并热忱地提供庇护。他有一位犹太情妇，大体上对这个民族颇有好感。也许是因为他急于从移民至此的犹太商人那儿习得经商技巧，又或者仅仅是因为他对公平公正坚信不疑。但卡西米尔的慷慨相助或许也是因为黑死病相对而言对欧洲东部的打击较小。有关欧洲其他地区斯拉夫民族的相关史料记载较少，只有几篇文献在历史长河中得以保留下来。除波罗的海东部的几座汉萨城镇外，几乎没有任何统计数据能够有效地反映该地区的情况。诚然，我们甚至都还无法确定黑死病是何时抵达东部的。地处欧洲德语区东端的勃兰登堡到 1351 年 1 月才染上鼠疫，亦没有证据表明欧洲斯拉夫地区在 1350 年春季以前就有黑死病出现。瘟疫带走了波兰将近四分之一的人口，死亡率着实已经很高，但还是远不及欧洲大陆南部和西部地区的数字。鼠疫在某些地区的死亡率依旧保持在较低的水平。以波希米亚为例，发病率不到 15%，使该地成为整个西方世界受影响最轻的区域之一。整个斯拉夫区数匈牙利遭受的打击最为严重，损失近三分之一的人口，但这纯属特例。整体来看，欧洲东部的黑死病死亡率是20% ～ 25%。

东欧受黑死病影响相对较小，学者们认为原因如下：[41] 相对于欧洲西部，该地区人口密度较为稀疏，但这一点或许意义不大。人口密度大，有利于肺鼠疫的传播，但对腺鼠疫影响甚微，后者是黑死病当中最常见的一类。东欧的居住密度与斯堪的纳维亚、苏格兰、威尔士或爱尔兰较为接近，气候条件也十分相似，但死亡率却远不及后面提到的各个地区。

所以，几乎可以肯定的是，东欧较低的死亡率得益于其独特的生态环境。到1351年春，黑死病肆虐欧洲已有两年半的时间，因为鼠疫耶尔森菌活跃易突变，因此有可能在这之后开始慢慢转变为毒力较弱的菌种。波希米亚除东面以外三面环山，与平原地区相比啮齿类鼠疫宿主较少。1349—1350年，包括北威尔士在内的一些山区遭鼠疫重创，但倘若菌株毒力后来真的有所减弱，那么较少的啮齿类中间宿主也应当能起到某些作用。与之相对的是坐落于平原的匈牙利，啮齿类动物种群丰富，在一定程度上造就了当地较高的鼠疫死亡率。无论是什么原因造成了各地死亡率数据高低有别，大多数科学家都认为，东欧并不存在对鼠疫的固有免疫力或被动免疫力。

黑死病在北欧的进展还有一丝讽刺意味。1346年，瘟疫首次从俄国南部大草原传入西方。但鼠疫耶尔森菌并没有沿着草场直接进入北部森林地带，进入莫斯科大公国和其他基督教统治者掌管的地盘，而是经过漫长迂曲的商路从卡法来到了意大利，穿过法国，越过德国、波兰和立陶宛，最终约莫在1350年深秋或1351年年初进驻了俄国。14世纪中叶，俄国对鼠疫已并不陌生。瘟疫第一次和第二次世界大流行中间，欧洲的非沿海地区仅有几处呈周期性地暴发了地方性流行，俄国便是其中一处。举例来说，聂博河畔的斯摩棱斯克便发生了一起地方性流行，据年代史编者称，共有3.2万人因此丧生，这个数字明显太大，因为当时整个小镇的人口也不足3.2万的三分之一。[42]1290年，基辅暴发鼠疫地方性流行，据称两周内造成了

7000 人死亡，数字含有夸张成分，却传达出疾病在当时人们心里的印象。与东欧大部分地区一样，信奉基督教的俄国也没有留下可靠的鼠疫死亡率数据。但年代史编撰者一致认为，黑死病是史上最严重的流行性疾病，给城市和农村带来了同等程度的打击，据称还将两个城镇的人都赶尽杀绝。无论是在俄国还是其他各地，黑死病都是当地历史上最严重的人口之灾。

第五章　　直接后果

到 1351 年年底，黑死病已走完了自己应走的历程。我们无法给出确切的死亡率数字，但整片亚欧大陆以及撒哈拉沙漠以北的部分非洲地区均遭到了不同程度的打击。近期研究估计，欧洲死亡率在 25%～45% 之间。当时的人们都有着近乎一致的想法。[1]1351 年，据教皇克雷芒六世的代理人估计，欧洲基督教信仰地区死亡人数为 2384 万人。按鼠疫前人口 7500 万人计算，死亡率为 31%——据估计，东安格利亚、托斯卡纳和斯堪的纳维业局部地区的死亡率为 50%，而波希米亚和加利西亚死亡水平不足 15%，照此看来，31% 刚好处于二者的中间水平。该数值也与佛鲁瓦萨尔所叙的"全世界损失了三分之一人口"相吻合。佛鲁瓦萨尔转引了圣约翰（St. John）在《启示录》中对鼠疫死亡率的估计，这本书也是中世纪引用次数最多的著作。

人口锐减产生了诸多显著的直接后果。首先要提到的，也是最明显的便是对人类行为和人类心理的影响。面对巨大的冲击，生活变得杂乱无章，日常生活中司空见惯的小事也一下子不见了踪影，至少最开始是这样的。鼠疫到来时，农民们不再下地耕种，商人们关门歇业，许多神父都不再提供临终祈祷服务。薄伽丘在《十日谈》中描绘了各行各业人们的反应：

正是因为发生的种种和其他类似事件，各类恐慌和各种迷信在幸存者中悄然产生。所有的恐惧迷信几乎都指向同一条路——远离患者，远离属于他们的一切。这样一来，每个人都只想着如何守卫自己的健康。他们中有的人认为，生活有节制，且防止任何形式的铺张浪费能在很大程度上规避危险。这群人聚居在一起，与世界其他地区都隔绝开来。他们居住的房子里从未有患者来过，这样的生活更加舒适。他们就这样把自己锁了起来，有节制地摄取当地所能找到的最好的食材，酌饮美酒，抵制一切骄奢淫逸。有音乐，还有其他乐子，这就是他们的生活，不让任何人言语打扰，充耳不闻外围世界任何死讯或与疾病相关的新闻。

其他人则得出了相反的结论，认为过度饮酒、无边享乐、恣意歌唱、自由生活，再加上以各种形式满足一己之需，让魔鬼放马来到，这才是预防疾病的最佳方式。只要条件允许，他们便说到做到。他们夜以继日地从一个酒馆奔赴另一个酒馆，举杯啜饮、觥筹交错、毫无节制。只要嗅到一点阳光雨露的气息，便一股脑儿地跑到别人家里大办聚会，没人能拦得住，因为所有人知道自己时日不多，都卸下了自己全部的责任，卸掉了所有重负，将自己放逐。正因为如此，大多数房子宅邸都成了公共财产，任何人都可以像房东那样随时随地随意使用。顺着这种毫无同情心可言的逻辑，他们尽力远离病患。

与此同时，痛苦折磨降临在这座城市里，即便是受人敬仰的神圣权威也在劫难逃，法律体系几乎完全坍塌，司法者、执法者和其他人一样死的死，病的病，或者所有助理都离开了自己，也就失去了正常工作的能力。因此，所有人无一例外只能从事当下力所能及之事。

大多数人处于两种极端状态之间，不像第一类人那样限制饮食，也不像第二类人一般潇洒不羁、放浪形骸，而是选择根据需要物尽其用。他们没有把自己与外部世界隔绝开来，而是手捧鲜花四处走动，有的手持芬芳馥郁的药草，有的则拿着各式各样平时常闻的物品，认为气味是提神醒脑的最佳方式，尤其是在空气沉闷，充满腐败、疾病、药物恶臭的当时。

然而还有的人，说他们有些冷酷无情，倒不如说他们头脑审慎。在这些人眼里，抵抗鼠疫的最佳方式便是远离病原。数不清的男人女人都受到了这种思维的启发鼓舞，变得毫不为人、专门为己，离开了这座城市（佛罗伦萨），离开了自己的房屋宅邸，离开了自己的亲生骨肉，甚至抛下了自己拼搏而来的一切，去寻找这个国家的另一片净土——无所谓是自己的，还是邻居的。（在他们心中）人类的种种不公引来上帝大怒，要以鼠疫的方式进行惩罚，因为其他各地都找不到受罚的对象，才将这枚毒药投给了这座城市，而碰巧在城墙内生活的人们因此遭了殃。他们说，末日即将到来，没有人理应再待在原地。

尽管没有哪个派别的成员被鼠疫消灭殆尽，也没有哪个派别的人集体出逃，但各个地方的每个小团体里都有大量患病者。因为他们已经为幸存者做出了表率，自己也难逃被抛弃的命运。[2]

也许是因为疾病对放荡不羁的风流者有着致命的吸引力，人们面对厄运所表现出的种种反应中，伊壁鸠鲁学派（享乐主义）的反应或许是最为独特的。确实，《十日谈》的主题就是追求快乐。故事发生在14世纪的佛罗伦萨，10名从黑死病疫情中逃离的年轻人轮流讲故事聊以自娱，大多是些淫邪下流、不敬无礼的逸事。在鼠疫卷起的风暴里，肆意狂欢者选择接受并遵循基督教的基本教义，选择跳进宗教设下的陷阱，在各个方面都按基督徒的标准来要求自己的言行举止。他们算得上上流社会人士，却不质疑等级制度，抑或是现世生活的秩序，对基督教信仰和教会教条也毫不怀疑。然而，流传已久的基督教三等级学说却已悄然生变。全能上帝拥有无限力量，这一点固然无人生疑。但许多人都认为自己的未来已是定局，是实践无法改变的（罗马教会教义之一），命运、运气、机会决定了每个人的一生。一个拥有好运顺景的人会被认为是获得了神的祝福。薄伽丘笔下人物的世界观、价值观与他们的先辈大相径庭。虔诚、尚武、机械技术、学术知识都不是最重要的；智慧、聪明反倒被推崇为成功之钥。遭辱骂的是家有不贞之妻的男人，而不是盗窃乱贼、骗子懦夫。受敬仰的是能将女人玩弄于股掌间的男人，而非虔诚学者、英勇骑士。忙于自救的活跃分子往往能获得犒劳与奖赏。与积极主动地本分生活的人相比，黑死病给社会上最活跃的那部分人带去的禁欲主义痛苦与折磨，在程度上要轻得多。

《十日谈》并不是唯一一部反映新价值观的流行文学作品。在那一代人中，杰弗里·乔叟的《坎特伯雷故事集》也表达了与《十日谈》相近的生活观和价值观，这部作品对英国读者的影响与薄伽丘对意大利读者的影响旗鼓相当。[3]人们的这种心理状态持续了较长一段时间。一个世纪以后的法国，弗朗索瓦·维庸（François Villon）也写下了同样的作品，拥护同样的价值观。[4]维庸是个居无定所的惯犯，也是一位才华横溢的诗人；写作中运用的是鼠疫暴发前的传统形式和主题，却写出了新时代的论调与态度。他的批判尖酸刻薄，讽刺毒辣。维庸是迷信的，为死亡所着迷，害怕地狱的痛苦，又拼命享受人生，倾其所有地去经历各种体验。单单从黑死病和鼠疫第二次世界大流行的角度来剖析中世纪末期的享乐主义，未免显得过于简单了。但鼠疫确实在这之中扮演了不可替代的角色。

伊壁鸠鲁学说对有权有势者影响颇深，尤其是对贵族阶级和知识分子。该学说流传时间很长，制造了一场深刻而旷日持久的道德危机。有些学者认为，这场危机大概始于13世纪中叶的经济自足时代，在1347年已经发展至中段。但学界一致认为，黑死病能使所有危机雪上加霜，道德危机也不例外。许多旧时的企业合作与革命友谊都走到了尽头，很多时候都是被强有力的个人主义所取代。在某些地方，旧关系的破裂能转变为有建设性意义的发展趋势：详情请参见意大利14世纪末、15世纪的人文主义发展，或是约同一时期虔信主义与神秘主义在莱茵兰和荷兰的发展。但在黑死病销声匿迹后的十年里，个人主义基本上已经在自我膨胀和追求休闲享乐的道路上渐行渐远。12 世纪和 13 世纪，无论是城市还是农村，到处都是集体主义机构组织和旧公社，特点十分鲜明。这样的社会架构如今已摇摇欲坠。旧的社会关系、宗教关系甚至是家庭关系都不如以往那般紧密了。14 世纪末至 15 世纪，人们面临的最大挑战莫过于修复这些人际关系。

鼠疫引起了人们心理上的诸多变化，资产阶级萌生的新的时间观念便是其中之一。[5] 传统上讲，商人和神父对时间有着不同的感受。对后者而言，时间是无限的，受上帝支配。对前者来说，时间是有限的，是一种衡量距离的功能（例如，从热那亚行船至布鲁日需要的天数）或表示季节的改变（例如，今天至阿尔卑斯关隘关闭所剩余的天数）。时间就是金钱，这种观念搅得神职人员惊慌失措，神学家也因此对高利贷进行了谴责。在他们看来，高利贷和所有商业风险性投资都不可信，因为它们的前提假设是能掌控未来，只有上帝才能将时间作为抵押物。

黑死病的到来改变了这一切。瘟神带来了一种紧迫感，这种紧迫感在城市里表现得尤为明显：商人追求更高的利润，工人追求更高的薪酬，因此延长工作日，晚上加班加点已经成了常态。以根特和其他几个佛兰德城镇为例，1349 年年末黑死病消散后，纺织工人们要求自主决定工作时长。市场上对普通时钟和能有节奏地报时的钟需求空前。1355 年，阿图瓦的皇家总督下令准许阿尔苏拉里斯人自己搭建钟楼，钟楼钟声可为纺织工人和商人报时。纵观整片欧洲大陆，城市里的景象都大抵如此。在意大利，一名佛罗伦萨的人文主义者提出要让每一座图书馆里都安上一座钟。有关时间，最具说服力的论点出自人文主义者莱昂·巴蒂斯塔·阿尔伯蒂（Leon Battista Alberti），他在一段描述家庭生活的对话里写道：

吉安诺佐：人通常会觉得自己有三样东西：财物、身体……

里奥纳尔多：第三个是？

吉安诺佐：啊！那确实是件宝贝！我这双手、这对眼睛，都算不上是我的。

里奥纳尔多：真的吗！那是什么？

吉安诺佐：时间，我亲爱的里奥纳尔多。[6]

到14世纪末，"商人的时间"成了王道，而不再是"基督教神学里的传统时间观念"说了算。[7]

这种心态上的转变对中世纪末期的宗教造成了深刻的影响。在西方，基督教教徒和伊斯兰教教徒对自己宗教的信仰程度是社会的一块基石。两大宗教的信奉者都认为后世比现世重要得多，在地球上走一遭，短暂如昙花一现又困难重重，这样一来，救赎变成重中之重。神职人员被视为通往救赎的媒介，这才让他们享有特殊的社会地位。黑死病这场突如其来、疯狂肆虐的风暴无情的杀戮，将苦难和折磨带给了人类。这场灾难让中世纪的人们更加关注死亡、审判、天堂和地狱。死亡看上去离人们更近了，救赎的重要性越发凸显。这也是神职人员所要面对的真正的考验，无论他们通过什么方式，倘若能够扛起责任进行反抗，能够缓解教区人民的焦虑（有时甚至是缓解人们的歇斯底里），他们的地位势必将得到巩固加强。反之，信徒们将另谋他路通往天堂。

一般看来，伊斯兰教和基督教的神职人员都没能通过这场测验。伊斯兰教的神学家们遵照历史悠久的教义给追随者指出了三大信条。[8]第一，教友面对黑死病时不能逃避，要留下来，接受真主安拉的旨意。第二，死于黑死病是殉难，是主对忠实信徒的仁慈，和对异教徒的惩罚。第三，神学家们对已有超过1000年历史的公理进行了直接反驳，认为鼠疫不是一种能在人与人之间传播的传染性疾病，与医学界的普遍认知相左。他们称，逃离黑死病感染区是一种愚蠢的行为，因为散播疾病的是上帝，而非人类。当然，抗拒医嘱还有另外一条理由：主代表善，传染病只是因为他的子民和他不能同时存在。

少数神学家与这样的普遍观点彻底划清了界限，以一种相对不那么仁慈的态度来看黑死病。他们认为，人类偏离了那条狭长而笔直的信仰之路，因此主将黑死病降临人间，以示惩罚。该理论源自《托拉》注释，大量援引包括上帝对法老的惩罚在内的各种例子。绝大多数伊斯兰教毛拉都告诉自己的教友，主对忠实的信徒都是仁慈的，病死与战死别无二致，本身就是一种仁慈，确保染病者都能得到救赎。

殉道者与病死在床的人们与我主辩论，为何要让那些人死于鼠疫。殉道者说，我们的弟兄们与我们一样壮烈牺牲。在自己的床上咽下最后一口气的人们说，我们的弟兄们也和我们一样病死在床。我主则说："他们的伤口仿如被屠杀者的伤口，他们就在我们当中。"瞧，他们的伤口模样如此熟悉，因而他们也是殉道者，是烈士。[9]

对于大多数信奉伊斯兰教的教徒而言，这些命令便是他们所需要的所有慰藉。但对其他人来说，指令劝告并没有起到安慰作用。伊斯兰医学界尽管受到了毛拉们（伊斯兰神学家）的谴责与嘲笑，还是提出了诸多建议。从医学著作的普及程度上看，许多穆斯林对全盘接受神的审判的宿命论观点并不满意。社会底层阶级中流传着一种能驱散鼠疫的魔法，据称还能使染病者痊愈，这比医学书籍的普及度更能说明大众对教会神职人员高涨的不满情绪，毕竟只有极少数受过良好教育的精英才能买得起、读得懂医学文献。施展魔法主要靠的是一种特殊的祷告，用数字或念咒语，加护身符和辟邪物，最好是金制的或银制的。巫符也很流行，最受欢迎的是用蓝宝石或象牙雕刻而成的。上述制品都被认为是能预防疾病的宝物，却也同样遭到了神职人员的一致反对谴责，在他们看来这些符器是对神的亵渎。但巫术魔法依旧盛行，挑衅并挑战着毛拉的权威。

相比之下，基督教神职人员受到的冲击更为显著。[10] 一方面是因为基督教建制比伊斯兰教的更加官僚，更加等级分明；

另一方面是由于在黑死病尚未到来的 50 多年前，大约是教皇博尼法斯八世（Boniface Ⅷ）统治时期（1294—1303 年），基督教会体制便开始逐步走向衰落。罗马教皇越发入世，一心只有财政收益和政治利益，大肆炫耀自己掌握至高无上的权力。教皇几次与非宗教政府首脑交战都败下阵来。1309 年，教皇所在地从罗马转移至阿维尼翁。后者在法律上受德意志皇帝的保护，但在地理位置上属于法国，满城也弥漫着法兰西文化气息。教位迁动之前，罗马主教之所以能当选教皇完全是因为他是圣彼得（St. Peter）的继承人，是整个王国的关键所在，而阿维尼翁则没有这样的人脉网，因此在许多基督徒看来，无论是达官贵人还是一介草民，都认为他不过是法兰西国王的一个子民。总体看来，自 13 世纪之初以来，罗马教皇越发关注现世，越发注重财政收入和世俗的政治利益，最起码让人们觉得他们已渐渐忽略精神层面。在黑死病尚未来袭以前，教皇统治便已经开始没落，与人口的减少并无关系。此外，大多数历史学家都认为，阿维尼翁主教群体都是高层次的人才。以克雷芒六世为例，他在黑死病暴发期间泰然自若，积极响应，不到最后关头决不当逃兵，最后在医生的嘱咐下才选择离开。然而，当黑死病将基督教会帝国的危机激化到了极点，矛盾尖锐程度完全不亚于教会历史发展之初，无论是宗教办公室还是教育办公室都急缺人手。基督徒没有摈弃自己的信仰，但他们中有很多人都纷纷找寻别的通往精神平和与救赎的道路。

　　基督教会最重大的失误在于没有在危机期间给教友提供必

需的慰藉与支持。失策表现在以下两个方面。第一，除意大利北部部分地区外，其他地区负责监督教学和为医生颁发行医执照的几乎都是神职人员。有的外科医生、药剂师和非专业医护人员，他们从培训到执医均不在教会管辖范围之内，而他们对1347年以后席卷欧洲的传染性疾病毫无发言权，在理论形成上和论文发表上都毫无贡献。长远来看，当时几乎所有医学见解都是无用的。倘若医生真的减轻了鼠疫患者的病痛，教会会将功劳全部算在自己头上。因此医治无方，也应由教会承担全部苛责。

第二，也是更加重要的一个方面是教会未给予足够的精神慰藉。许多教区神父选择了逃走，没人为教友提供各项服务，没人倾听临终祈祷，没人安慰患者。理智分析，选择出逃可以理解，但从道义上是解释不通的。在英国的约克和林肯两大主教教区，某些乡村神父管辖的教区中有 20% 的神父逃离了被黑死病浸染的地区。[11] 下面两段英格兰北部的诗节表达了教友的不满：

教皇手下圣洁的神父，充满放肆傲慢
头戴毛皮兜帽，却丢了判断
直到你们的布道自相矛盾
才让人们少了献身精神。[12]

（他们）储蓄圣俸或为了舒服，或为了财富

他们才应被疾病束缚

而非如其所愿为上帝服务

要么有，要么无。[13]

威廉·朗兰（William Langland）在《坝上农夫》中写道：

所以我们需要的是一味强大的解毒剂，强大到能够让这些高位神职者改过自新，他们应当为和平祈祷，现在却为财产所阻挠困扰。贵族殿下，请将他们的土地没收了去，让他们靠什一税过活！是的，倘若财产真的是腐蚀其心灵的致命毒药，把药拿走，是为圣教会好，在药效发作前给他们解毒吧……

每一位执着牧杖的主教都必须巡视教区，为教友所见所知。必须教导教友相信三位一体，予他们以精神食粮，救济穷人。因为以赛亚和何西阿口中所谓的"只有能为有需要的人提供物质食粮和精神食粮者才能成为统治者"，指的就是像主教一样的存在，"我是人民的统治者，我家里的面包和华裳都不会剥夺我的统治者地位"。[14]

虑及上述所有情况，许多基督教徒即便是在鼠疫消散、神父回归后依然坚持选择走自己的救赎之路也就不足为奇了。

其中一条路是对传统观念的强化，认为工作和信仰都能让人获得救赎。缓解鼠疫造成的痛苦与获得救赎一样，都像在攀爬阶梯；善良的基督徒会拾级而上。过程非常痛苦，充满种种诱惑，攀登者一直有不慎滑倒的风险。但与此同时，信徒们也有可能在各乐善好施者的帮助下借机得到提升。在所有善行中最受欢迎的当数虔诚慈善机构，是黑死病消散后冉冉升起的新星，向上的势头一直持续到 16 世纪初。[15] 英国的遗嘱中大约有四分之一的房产、土地、动产都承诺捐给慈善组织。医院因此受益匪浅。1300—1350 年，法国现有机构收到的捐赠增长了近 50%。1350—1390 年，英国新成立了 70 个基金会。家庭教堂是另一种广受好评的遗赠形式。在 14 世纪和 15 世纪，私人弥撒数量和歌祷堂神父数量显著增加。这反过来也反映出人们对炼狱这一概念的接受程度越来越高，炼狱如同旅行途中的一家客栈，最终将得到拯救的人们必须在接近地狱的环境里进行自我修炼，方能洗脱原罪，之后才可踏入天堂。做私人弥撒或其他形式的善行都能缩短在炼狱当中的时间。[16] 这样的民间崇拜慈善体系在中世纪末期的宗教中占据着举足轻重的地位，大大影响了为传统基督教等级制度垄断的教会服务。

　　慈善事业之所以如此重要还体现在另一方面。在黑死病结束后的一片混乱中，许多教会组织连收支平衡都无法维系。1360 年，英国主教在给教皇的去信中写道，鼠疫来袭造成诸多房屋宅邸陷入紧急现金荒：

　　泰晤士河连年泛滥，又逢暴风雨接连发生，大片房子、谷仓和伯爵建起的大楼遭到破坏；过去一段时间里，各种瘟疫持续来袭，佃户、耕农人数明显不足，家里的牛、羊、马又染上了动物传染病；富人和穷人的遗产，大道上和大道旁（靠近城堡）小型女修道院的收入，以及管辖范围以外其他组织的收入都大大减少。[17]

有些地区，虔诚慈善机构成为黑死病之后当地唯一有收入的修道院。因为人口至少损失了三分之一，收到的善款总额势必也有所减少，某些因资金问题未能竣工的工程项目（如锡耶纳和温彻斯特的大教堂）甚至还收到了新注入的慈善遗赠。然而，各种慈善活动加在一起确实形成了一股强大的力量，至少在英国和意大利是如此，14世纪50年代的人均遗赠数额要比世纪之初的水平高得多。1348年以前，在伦敦地方法院登记了遗嘱的人当中，约有5%承诺为医院进行遗赠。1350—1360年，人数增至原有水平的三倍，平均遗赠数额增长了近40%。开展慈善事业，尤其是医疗相关的慈善事业让人们有机会对黑死病进行双重回应——既设立了医院帮助鼠疫患者，又通过善行铺设了通往救赎的道路。该工程即便没有神职人员的参与也能完成。

另一种广受欢迎的"善行"是到宗教圣地朝圣。[18]信徒们同样也需要直接做出宗教行为，要让圣人替自己说情，免受处罚，用神父是不行的。朝圣目的地可为一流宗教圣地当中的任意一个，如罗马、耶路撒冷或加利西亚的孔波斯特拉大教堂，或者在当地数不清的神龛中任选一处留存有圣骨或是任何具有重大宗教意义的圣物。形形色色的人都参与了朝圣，有的是出身贫贱的庶民，有的是出身富庶的贵族，有的只身一人前往，有的则三五成群组团而行，能够成团的往往都是因为得到了兄弟会的赞助。兄弟会的成立是中世纪末期的又一宗教现象，这些宗教团体乐善好施，致力于各项事业。朝圣之旅并非一片坦途。中世纪末期，路况并不乐观，土匪、海盗虎视眈眈，因此来说，这是一项极其危险的任务。但也正因为如此，朝圣被视为最重要的善行，是通往救赎的不二法门。从英国和意大利的遗嘱记录可见，对朝圣者和朝圣之旅的遗赠数量显著增加。14世纪五六十年代，旅游指南类书籍如雨后春笋般出现，有的冷静客观又不乏真诚，有的则充满虚构捏造、只为博读者眼球，大多描写的都是朝圣的旅途，告诉朝圣者何处可以补充食物，何处可以借宿一宿，有的甚至还讲述了如何正确地向某些圣人致敬。1357年，约翰·曼德维尔爵士（Sir John Mandeville）出版著作《旅行》，成为该类书籍中最热门的畅销书。1357—1500年，共有超过300份原稿一直留存到了今天。到1500年，该书从源语法语翻译为拉丁语、英语、高地德语、低地德语、丹麦语、捷克语、意大利语、西班牙语和爱尔兰盖尔语。[19]到14世纪末，许多市政当局都为游客专程制定旅行路线并安排住宿。威尼斯政府相关部门甚至还为游客提供"包价旅游"套餐，安全通行证和住宿都包括在内。黑死病给宗教带来的诸多影响，有正面的亦有负面的。朝圣在各个方面体现出这些变化——第一，人们对施与善行热情高涨，因为他们坚定地相信这将有助于自己获得救赎；第二，自己做命运的主人，哪怕只能影响一部分的命运；第三，乔叟在《巴斯夫人》中描写的最欢快的朝圣之行，主人公举止轻浮又无忧无虑。

鼠疫还令中世纪晚期的基督教发生了许多其他的剧烈变化。新圣人邪教异军突起 [20]，成员大多是教会高层不愿意接纳的穷人。圣罗奇（St. Roch）的故事最能说明问题。黑死病来袭之前，倘若发生类似鼠疫的事件，被召唤的主保圣人是圣塞巴斯蒂安（St. Sebastian）。他在 3 世纪受戴克里先皇帝（Emperor Diocletian）之命被箭射死，是第一个与疾病有染的人，据称穿过其胸膛的那支箭可谓"鼠疫之矢"。6 世纪，第一次鼠疫世界性大流行期间，塞巴斯蒂安在基督教万神殿中被封为圣人。罗氏是蒙彼利埃的居民。14 世纪末接连暴发的数次地方性流行中，他因照顾患者献出了自己的生命。罗奇出身贫寒，没有等级制度森严的教会的支持，却依然辛勤工作，最后享受到了宣福礼，被后人称为鼠疫时期的塞巴斯蒂安。

理想中的基督教神职人员是毫不利己专门利人的，他们同样在黑死病暴发期间和消散之后受尽了磨难。[21] 许多人认为神职人员贪婪而不知足，以自我为中心，自我利益至上，这对他们来说是不公平的。但是我们必须强调，尽管大众对教会建制的信心每况愈下，对基督教本身的信仰并未动摇；随着鼠疫的到来，人们感到自己前所未有地离死亡如此之近，对救赎的渴求也达到了峰值。结果之一是神秘主义和世俗虔诚的泛滥。奥秘派最著名的代表人物包括迈斯特·埃克哈特（Meister Eckhart）、约翰·勒伊斯布鲁克（Johon Ruysbroek）、约翰·陶勒尔（John Tauler）和亨利·苏索（Henry Suso）。他们认为上帝住在每个人的心中，一个人越是能压抑自己本能的物质冲动和肉欲冲动，越是能遵照上帝的旨意，便越能感到上帝的存在。顺从、克己、祈祷是三大关键。世俗虔诚在各个组织中展现得淋漓尽致，如14世纪末在荷兰建立的共同生活弟兄会等。神秘主义和世俗虔诚派除了殷切的诚意，其最引人注目的特征是无须专门的神职人员引领他们通向天堂。许多鼠疫后期的基督徒都认为，他们能直接与上帝对话。

人们很容易将教会建制的衰落与16世纪的宗教改革联系在一起，19世纪和20世纪的诸多历史学家也这样认为。[22] 将二者直接联系起来已有近200年的历史，这么做未免有些蛮横无理。基督教会在鼠疫第二次世界大流行暴发以前就已经显露出了许多问题。教会建制规模庞大，笨拙不灵便，错综复杂，但即便是在低谷时期依然有很多可取之处。但黑死病借着神职人员的有效运转机制大做文章，让人们越发感到上帝的全知全能，越发感到审判日不可避免地终将来到。神职人员的表现不尽如人意，让很多人不由自主地想要另辟蹊径获得救赎。黑死病、圣母教会的衰落与16世纪的宗教改革，或许最能将三者联系在一起的引针是14世纪和15世纪不断膨胀的放纵享乐之风。为了调和教友们的焦虑情绪，神父们再三强调乐善好施的重要性。自13世纪50年代起，教皇屡屡下令强调将重心放在放纵享受上，教会特许人们死后不进炼狱，此举接近"功德库"，或者说是从耶稣、教父和圣人那里积累的善行。纵欲并非毫无代价，往往还是要缴纳一笔费用的。因为教堂领导们满心想着的都是攫取利润，甚至开始将放纵享乐以高价卖给经济条件更好的群众。尽管刺激马丁·路德（Martin Luther）的并非只有纵欲一个因素，但过度享乐并进行出售，还是促使他写下了《九十五条论纲》。

黑死病还带来了人们在态度上的其他转变。如前所述，生命被赋予了更多暴力和情绪的色彩。[23] 死亡临近，与鼠疫暴发前相比，生命看起来愈加脆弱。因此，无论生命中经历了什么，积极的抑或是消极的，人们的感受都更加强烈而富有激情。情绪、快速响应和自发性是三大关键因素。举一个恰当的例子来说明：14 世纪 60 年代英国圣爱德蒙兹的本笃会修道院发生了一起故意杀人案。[24] 三名修道士，约翰·德诺顿（John de Norton）、约翰·格拉夫顿（John Grafton）和威廉·布朗德思顿（William Blundeston）起了争执。当晚，其他多数修道士都睡下了，格拉夫顿匍匐前行穿过寺院宿舍，将德诺顿刺死。当其他修道士醒来发现尸体时，不禁惊慌失措。他们没有通知民事政府，也未通知教会，而是决定在没有验尸官的情况下直接将其埋入地下，这么做是违法的。但藏尸技术过于拙劣，德诺顿的尸体被埋在教堂墓地一块浅浅的坟里，很快就被修道院院长约翰·德布林科里（John de Brinkeley）发现了。修道士已经多次与当地市民起了冲突，因为害怕引起当地群众的不良情绪，德布林科里开始自己调查这起事故。两名嫌疑人格拉夫顿和布朗德思顿都被找到并被关进监狱，布朗德思顿被认为是从犯。但关押两人入狱纯属装装样子。不到一年，二人便得到了爱德华三世国王（King Edward Ⅲ）的赦免，审讯过程也一并免除。皇室认为，此案件纯属激情犯罪，可以理解。赦免带来的后果是，类似暴力案件发生得更为频繁。

14世纪末至15世纪的欧洲社会，既有残忍暴力又有虔诚与欢乐，想要深入了解这一时期，一定不能忘记鼠疫无处不在，突如其来的惨死随时可能发生。中世纪鼎盛期是扩张的时代也是各个行业焕发蓬勃生机的时代，文学艺术领域百花齐放，前景光明。黑死病消散后，悲观情绪弥漫各地。除了薄伽丘、乔叟和维庸在作品中展现的无忧无虑以外，基调悲伤的文学作品也相继出现。下述尤斯塔斯·德尚（Eustace Deschamps）的诗歌便是较好的例子：

没有子嗣的成年人和那些生命里只有号啕大哭和满身恶臭的婴儿才能拥有幸福；他们没有烦恼，没有焦虑；只要能吃饱穿暖，只要有容身之所；他们随时有可能不慎摔倒，伤到自己；他们也会染病，然后离世。当他们有一天终于长大，也有可能误入歧途，银铛入狱。从此以后，只有关心与悲伤；没有任何幸福能够弥补焦虑造成的心灵创伤，这是教育的问题，教育的代价。诗人无言。[25]

人们着迷于死亡。[26]传教士建议人们把每晚的闭眼入眠当成自己的最后一场梦，把床当成一颗随时可能被引爆的炸弹，强调人类生活充满弱点，现世荣光短暂如白驹过隙。最好的方式便是通过苦修来调节生活，因为无论是谁最终都将归为尘土。腐败物质的存在正是对罪恶的证明，唯有圣人的身躯永不腐坏。中世纪早期一直到鼎盛时期，人们都接受死亡是不可避免的这一事实，并做好了思想准备，但绝不会时时刻刻将死亡放在心上。葬礼往往在普通公墓举行，装修豪华的坟头极为罕见。黑死病让这一切都变了样。葬礼成了节日庆典，成了人的一生中最盛大的事件。只要条件允许，人们就会刨地挖坟，这样"人人离世后才都能有长眠之所"。黑死病来袭前，立葬礼纪念碑的现象相对较为罕见，贵族阶级也少有提出此要求的。在英国倘若要竖一座这样的纪念碑，地主及其夫人的葬礼华服上必定以黄铜装点。鼠疫疫情结束后，立葬礼纪念碑、制死亡面具模型成了常态，主题也发生了变化。[27]惨死的尸体骨架周围本该覆盖寿衣的地方盘着毒蛇巨蟒，甚至直接从骨头里钻出来。尸体脸上挂着令人脊背发凉的露齿微笑。荷兰的墓地里，尸体全身赤裸，双手紧握，双脚发僵，口腔大张，肠子里满是蠕虫，场面极为可怕。德国出现了名为"死亡艺术"的木雕，嵌板相互连接，上演一出死亡的戏剧。相较以前的岁月静好，死亡是充满痛苦的，面对逐步逼近的死神人们不禁颤抖不已。所有这一切都标志着"亡人艺术"（ars moriendi）的兴起，尸体和死亡成为文学艺术最重要的主题。

　　或许美术才最能体现当时社会对死亡绝望主旨的全情关注。[28]托斯卡纳是欧洲的金融中心，其旧资产阶级统治者从前一直都对艺术有一种独特的追求，这也是其竞争优势极大的经济体制下诞生的天然副产物。该阶级充满自信、腰缠万贯，有的还是直觉敏锐的艺术赞助者。他们追求的艺术要"新"〔例如，乔托（Giotto）和奇马布埃（Cimabue）的作品〕，要激动人心、乐观向上，最重要的是要带着自由主义的色彩。资产阶级精英认为，这样既能享受现世生活，又不妨碍他们得到救赎。

不料黑死病的到来也改变了这一现状。托斯卡纳惨遭破坏，损失近半人口，幸存的另一半大多也迁离了原来的家。农村地区受到粮食价格下跌困扰，当地政府体制也暂时崩坏失灵，犯罪分子和雇佣兵组织层出不穷。大批农民为了得到更好的经济发展机遇和更加稳定的社会环境转而投奔包括佛罗伦萨和锡耶纳在内的各大城市。许多新城镇居民都赚了钱，发了财，仿效旧精英阶层纷纷成为艺术品的主顾。但是，即便是对于这群人和光顾时间较长的老主顾来说，以前的乐观精神也遭到动摇，每暴发一次鼠疫地方性流行，乐观就要减一分。人们的鉴赏品位也随之生变。随着人们越发关注救赎，新主顾更加保守，不断对自己的唯物主义和目的目标提出疑问，有时甚至对自己的成功也要怀疑一番。他们心中的罪恶感越发深重，要求自己不断反省。

改变的不仅是主顾，还有艺术家。[29] 黑死病带走了许多艺术家的生命，某些地方甚至所有学校和行会里的画家、雕塑家统统不幸身亡，受到类似主题的鼓舞而选择合作的泥瓦匠也在劫难逃。损失不仅在于欧洲一部分伟大的艺术大师一命呜呼，培养教育新人更是难上加难。英国的经历很能说明问题，13世纪的行会艺术家们呈现了许多匠心独具的微型画作品。他们中有许多没能在疫情中幸免，没有新人接手，英国人没能维持住这一特殊艺术形式的行业标准。

新主顾和艺术家的影响立即彰显出来。鼠疫暴发前，托斯卡纳的艺术洋溢着温暖，充满了同情，重视人与人之间的关系，以宗教为主题的作品则强调耶稣、圣母马利亚和各位圣人的谦逊精神。鼠疫后期的艺术，包括鼠疫后的思想观点和葬礼纪念碑在内，无不关注痛苦的最阴暗面，无不体现死亡。这在各种艺术形式中都有所展现，最典型的例子来自弗朗西斯科·特里艾尼（Francesco Triani）的著名壁画《死亡的凯旋》，创作于1350年前后，现藏在比萨的坎波桑托。作品中展现死亡的方式并不像鼠疫前期所流行的那样半空中飘浮着一具尸骨，而是刻画了一位年迈的老妇人，披着黑色斗篷，蓬头垢面，发如盘蛇，双眼突出，脚带利爪，背扛长柄大镰刀，准备收割受害者，再投喂给蛇群和蟾蜍，令人不寒而栗。死亡如同一只食肉鸟，突袭猝不及防的染病者。在佛罗伦萨的圣克罗斯，奥卡格尼（Orcagni）的作品也描绘了类似的场景，几具尸体加上数个面容狰狞的生物，半死不活，苦苦央求死神把自己带走，与痛苦折磨一了百了，却只是徒劳枉然。

肖像画作品也失去了以往的乐观氛围。同时期的艺术家纷纷表示："每一天，艺术都在往更糟的方向发展。"尽管古往今来大多数人都为那个时代的艺术惋惜恸哭，鼠疫结束后的许多大家对此也感到悲痛不已，但并不是说艺术的技术技巧或表现力上打了折扣，而是发展出了一种新的艺术风格。14世纪，无论是在鼠疫暴发之前还是之后，宗教都是最主要的艺术表现主题。从艺术作品对该主题的刻画塑造中便可看到这种新风格。鼠疫消散后，佛罗伦萨最令人叹为观止的绘画作品要数奥卡格尼为新圣母马利亚教堂的斯特罗奇小礼拜堂所创作的祭坛画，于1354—1357年间完成。画的一部分展现的是圣母马利亚和幼年时期的耶稣。与鼠疫前的画作一样，两人高高在上的权威得到了突出，但母子之间还留有一定距离，展现了一种威严肃穆之感。在某些场景里，圣母马利亚以尸体的形态出现，为蛇群和蟾蜍所侵蚀，这在托斯卡纳艺术史上前无古人。耶稣被包裹在襁褓之中，作品情绪压抑束缚又毫无同情，与鼠疫暴发前《新约》肖像画风格大相径庭。

三等级学说的突出位置也同样发生了变化。13世纪和14世纪，刻画三等级学说的场景相对较少，仅有的几处也是限于抨击骄奢淫逸、自由主义泛滥的社会现状，不同艺术家和主顾有不同的解读。黑死病疫情结束后，上述艺术特点被毫无人情味且千篇一律的人物形象所取代，他们是神界的梳毛工。1378年爆发了反对佛罗伦萨寡头的梳毛工起义。对超自然力量的强调又是一新特点，该变化也在复兴画作当中有所体现。艺术家们想要赋予耶稣一种更具一锤定音力量的优越感，并为这种意愿所驱动，强调耶稣如奇迹般的超自然属性。

从本质上讲，愉悦轻松的个人主义艺术主题始于13世纪的乔托，他的追随者们却逐步被保守说教派新兴势力所取代，后者的产生完全是因为黑死病。人们开始担忧物质功利将影响自己获得救赎。戴尔·比翁多（Del Biondo）在他的《福音传道者圣约翰》中直抒胸臆，展现了约翰对贪欲、骄傲和自负的蔑视。鼠疫和死亡是资产阶级当中流行的新主题，甚至一些贵族和艺术主顾也纷纷加入这个行列。

北方艺术在特点上也发生了一些变化。14 世纪的各种灾难并未削弱人们的创造力，却改变了创作的方向。鼠疫暴发前的历史时期，旧艺术主顾大多是高级神职人员，尤其是大主教和各修道院院长。新主顾大多属资产阶级，没那么知书达理，也没那么精于世故，更倾向于带着忧伤情绪的作品。其赞助的艺术作品往往不再体现出人、理与自然之间的和谐。这种和谐表现在将上帝置于恰当的自然等级体系当中，在 12 世纪和 13 世纪广为盛行。新艺术重叙事，讲故事。有时讲的是上帝的故事，但更常见的是芸芸众生的故事，充斥着世俗逃避主义的话题。随着资产阶级主顾的重要性日益凸显，艺术家们不再是神父的附属品，这样的趋势其实也无所谓好坏。

黑死病不仅给美术带来了影响，文学风格、文学观点也在其影响下发生了诸多变化，主要是作品基调更为忧伤。[30] 薄伽丘晚年的作品便是不错的例证。巨著《十日谈》用本地话写本地故事，风靡一时。作品的愤世嫉俗折射出黑死病暴发期间以及其结束后的短时期内社会上较为常见的一种观点。但作家的笔锋态度倏然起变。《十日谈》里没有罪恶感的束缚，而薄伽丘后期的作品则倾注了更加悲伤的情感。创作于1354—1355年的《乌鸦》便是一部基调阴暗悲观、言辞尖酸刻薄、崇尚苦修禁欲的作品。这样的写作态度和风格随着他年岁增长而日益凸显，他开始思考自己的救赎问题。1373年，他在信中谴责了自己早年的作品：

> 你们家里的女性明明已取得了如此成就，还要让她们读我写的细碎琐事，对此我很不高兴。当然，我恳求你们答应我，不会再允许她们接触我的作品。你们也知道这些作品离正派相去甚远，是谦虚质朴的反义词，追求的是毫无节制的欲望，将本来能抵御欲望的事物变为了追求欲望的铺路石……我的女性读者们会认为我是一个肮脏的皮条客，乱伦的老鬼，不知羞耻、满嘴脏话的社会毒瘤，热衷于传播诋毁他人的故事。[31]

薄伽丘开始反对爱，反对热情，甚至与女性也成了敌对关系；是的，他是厌女派的一分子，也许是受到了他的偶像兼导师彼特拉克（Petrarch）的影响所致。彼特拉克的爱妻劳拉（Laura）和四位密友先后在鼠疫中丧生，在那之后他转而信奉宗教，开始注重自省。大约1363年，他给薄伽丘去信写道："我的挚友里，唯独剩你一人了。"

鼠疫给北欧文学界也带来了类似的变化。文学作品多强调生命的短暂、感情洋溢的愚蠢，以及鼠疫带来的痛苦惨死，当然也有乔叟烘托的快乐主义主题。悲观派作家坚称，死亡至少

有一处值得赞颂——所有社会秩序都因此而获得了平等。宗教
著作解经风靡一时，但评论家并未从《圣经》中获得哪怕一丝
慰藉。《旧约》被引用次数之多史无前例，人们认为，被上帝
选中者和上帝的敌人都要经受鼠疫的折磨。《新约》中引用次
数最多的是《启示录》，书中将鼠疫描绘成上帝对犯下罪孽的
人类所施加的惩罚。总体来讲，人类已不再是上帝最宠爱的生
灵。纵观乔叟和维庸的大多数作品，青春年少、情感充沛、幸
福快乐的主题色彩逐渐淡去。死亡之舞成为更常见的文学标
签。神秘与宗教交叠是另一常见主题，描绘刻画人类的腐坏和
地狱的煎熬。描写生活的作品不在少数，大多是以日历形式进
行叙述，随春夏秋冬的更替一一记录。13—14 世纪早期，日
历体着重描绘春夏两季；而到了 14 世纪末至 15 世纪，秋冬两
季成了浓墨重彩的时节。

　　社会秩序的观念和现状也产生了相似的变化。[32]11 世纪和
12 世纪盛行的三等级制度于 1250 年前后开始瓦解，压死骆驼的
最后一根稻草是黑死病，人口锐减最终导致旧秩序分崩离析。
上文已经讨论了神职人员所陷的窘境。作为人们与上帝之间沟
通的媒介，他们没能给鼠疫患者带来心理安慰，以他们为中心
建立的教育体制也未能给人们从生理上带来慰藉。当时的社会
非常注重各司其职，而大多数神职人员都没能履行自己的职责。

　　黑死病还给贵族阶级带来了危机。[33] 西方人口损失了
25%～50%，欧洲生存危机已不复存在。人口缩减增加了未受
土地限制的那部分人口的流动性。农产品价值开始下跌，水平

接近 16 世纪前的工业产品。与此同时，人口减少造成农务工人数量短缺，物以稀为贵，他们的个人价值也随之上涨。工资水平迅速提高。英国年代史编撰者亨利·奈顿观察到了新的社会关系："世间万物皆有代价。价值 40 先令的马，人们可以花 6 先令 8 便士买到，12 便士可以买一头奶牛……绵羊和家牛漫步稻田间，却没人放牧，实施集中管理。" [34]

在英国的库克斯汉姆庄园，在 1347 年周薪为 2 先令的庄稼汉在 1349 年每周可拿到 7 先令，1350 年增至 10 先令 6 便士。[35] 基于此，处于第三阶级的社会底层人民生活水平显著提高。威廉·朗兰在《坝上农夫》中写道，饥饿不再是农民的主人，现在许多乞丐都已拒收大豆制成的剩面包，哪怕是免费发放的，他们要的是白面包和白牛奶。[36] 散工不仅涨了工资，还为自己争取来了肉酱派搭配黄金麦酒的午餐。工资与价格的新关系给经济、社会带来了深远的衍生影响。其造成的社会后果同样严重，并在黑死病消散后立即显现出来。对于耕种土地的农民来说，假使他们在鼠疫中幸免，人口减少是他们的天赐良机。然而对持有土地的地主（贵族阶级和神职人员）而言，人口损失是场灾难。

起初，土地持有阶级曾试图通过他们控制的代表机构，用立法来恢复三等级制度。整个欧洲大陆各个国家的政府当局迅速响应，开始实施禁奢律。1349 年，法国颁布劳动法规，企图将工资限制在 1348 年以前的水平。此举后来宣告破产，两年后又推出了一项新法律，允许工资增长 33%。同年，英国御前会议通过劳动法令，将工资冻结在现有水平。接着在1351年，新颁布的议会劳动者法规也出台了类似规定。我们必须记住，议会议员大多数为第一、第二阶层的男性，外加少部分来自第三阶层并有自有地产的商人。坎特伯雷大主教属于拥有土地的精英阶层。1350年，他发布了一份名为《放肆贪婪》的文件，对贪婪之风进行了批评，攻击矛头指向只为挣钱而工作的神职人员，钱可来自工资，也可通过提供普通服务获得额外的报酬。所有一切都是徒劳，地主们很快发现，按市场价格支付工资是他们留下劳工的唯一方式。

禁奢律屡屡得到通过，以期抑制社会上的奢靡之风，尤其是制约第三阶层的人们。[37]随着生活水平不断提高和享乐主义思潮的盛行，人们对流行时尚也产生了新的眼光，尤其是对衣着服饰的品位。服装颜色越发艳丽奢华，与文学作品中的忧伤基调形成了鲜明的对比，却在很大程度上反映出了中世纪晚期的种种社会矛盾。男士总是穿着紧身裤和长长的尖头鞋，女士则总是戴着假发，穿着"深V领"低胸连衣裙，有的甚至一直裸露到双峰处。皮草制品一直处在流行前沿，现在越来越多的人能够负担得起，这也是中世纪晚期的一种大买卖，北方的毛皮商和皮革商都发了财。中世纪的各国政府当局认为，皮草应当成为其穿着者社会地位的象征，14世纪还专门出台了相关法律保障身着皮草者的地位。

1337年生存危机的低谷时期，英国议会宣称只有薪酬在1000英镑及以上的贵族阶级和神职人员才能穿着皮草，其他任何人都配不上这样的穿搭。1363 年颁布了另一项法律，体现了生活水平新境况所带来的社会变化。除了最卑微的体力劳动者以外，所有人都有了穿皮草的权利，也拿到了自己能享有的各项权利的说明。工资 266 英镑以上的爵士和夫人能够穿上上乘的北方白鼬白灰色全皮草大衣。工资相对较低的爵士能用貂毛或鼬鼠毛作为表面装饰，但只允许出现在兜帽和斗篷上。年薪 200 英镑的绅士和年薪 1000 英镑的商人可在兜帽上配白鼬皮草。年薪 200 英镑以下的绅士、神职人员、其他商人和年薪 500 英镑的工匠可身着羊毛。其余所有薪酬在 40 先令者可用绵羊毛、兔毛、猫毛或狐狸毛装点。当然，该法案未能奏效；若非要说它起到了哪些效果，只能说该法案激发了大家的野心。人人都穿上了自己支付得起的最好的面料，与社会等级并不相称。工人穿皮草，如此之高的生活水平在 16 世纪之初戛然而止。但到那时，旧三等级制度已发生了巨变。

黑死病以各种各样的方式影响了贵族阶级的地位。鼠疫并未对该社会阶层造成恐慌，他们的死亡率与普罗大众的也较为相近。继承对贵族阶级的意义要比对农民重要得多，因此前者中爆发的生态危机也要严重得多。屋漏偏逢连夜雨。中世纪时婴儿及儿童的死亡率已经处于较高水平，两个年龄段加起来算，4 个孩子中有 3 个活不过 10 岁，产妇死亡率约为 20%，基于这样的现实，想要养育一个继承人并非易事。在英国，75% 的贵族家族都未能哺育两代男性继承人。[38] 这意味着贵族阶级内部持续不稳，年迈者不断离开人世，新人要接过交接棒。

面对颇高的流动性，该阶级中历史较为悠久的家族采取的应对措施之一是重新强调骑士仪式的重要性。中世纪早期直至鼎盛时期初期，贵族一直都是斗士。到了中世纪晚期，尽管他们仍是战士，其军事优势却遭到了手握新武器的步兵团的冲击。因此，中世纪晚期的贵族们比以往任何一个时期都要注重自己的重骑兵角色，转而对出身贫贱的步兵嗤之以鼻。后者无法在沙场中屡屡战胜贵族，却常常开展烦琐的骑士仪式。板甲替代了锁甲。先前只为军事演习，或为了攫取利润才进行的真枪真刀的军事竞赛，现如今成了花架子一般的庆典活动，战士们用的都是钝了的剑和矛。国王、富商建立了数个帝国骑士团（例如加特帝国骑士团和金羊毛帝国骑士团），开展仪式性的战斗（例如英法百年战争中的二十之役）。[39] 然而，尽管仪式终将过时，但确实帮助当时的贵族阶级维护住了他们的身份地位。地主阶级出于礼貌礼节也开展了类似的撤退行动，只是场面没那么激烈。这一时期还涌现出了数十部关于如何培养高雅气质，如何如绅士一般穿衣打扮、举手投足、饮食用餐和思考问题的书。贵族阶级宣扬的是对体力劳动和体力劳动者的蔑视与不屑，甚至对商人和利润率颇高的商业活动也嗤之以鼻。

贵族阶级的死亡率居高不下，其造成的危害较农民阶级更为惨重，因为前者遵循的是特定的继承模式，这个模式对前者具有更重要的意义。与此同时，价格与薪酬之间产生了新的平衡关系。土地价值大不如从前，但劳动者价值却日新月异。社会正在经历从劳动密集型到土地密集型的转型，食品市场因人口减少而越发惨淡。佃户不断逝去，地主不得不招揽劳动力料理农田，这些农民要求获得更高的工资，为自己争取更好的工作条件。以英国的克莱尔庄园为例，1340—1349 年，每季度每英亩的收割工资平均来讲不足 5 便士。[40] 到 1349 年，该数字翻了一番。庄园审计师已竭尽所能地降低劳工成本，有时甚至还武断地直接减半。但大体来看，这些措施统统事倍功半。再以英国为例，1347—1353 年，贵族阶级收入下跌超过 20%。

黑死病带来的最为重大的影响之一是激起民众揭竿而起，反抗叛乱。[41]14 世纪产生的数起暴乱不能完全归咎于鼠疫一个因素，其历史既长又复杂。但直到 13 世纪末，欧洲的叛乱谋反相对较少，若有发生通常也是因为宗教因素。自 1282 年的西西里岛晚钟事件起，荷兰和法国农村地区还爆发了数起叛乱，随后，事态生变。后几场起义起初带着政治意味，后来黑死病造成人口锐减，进而引起事态进一步恶化，叛乱本质也渐渐进展到了社会经济层面。

黑死病消散之后发生的叛乱谋反行动有以下几个共同特征：第一，都发生在法律体系和社会制度分崩离析的历史节点。[42]14 世纪，欧洲绝大多数法院制度和警察制度都是由当地地主一手掌控。王室和教会理论上拥有更高级的管辖权，但除英国和意大利部分地区以外，执法全看地方。随着地主阶级经济地位、军事势力和社会地位的不断滑坡，其掌管法律体制的力度也渐渐减弱。加之用暴力解决问题的社会风气尘嚣日上，犯罪率不断攀高。英国是整个欧洲皇权统治力最强的国家，1349—1369 年，即便人口出现大幅下滑，杀人事件数量依旧是 1320—1340 年的两倍。随着社会组织架构的瓦解，人们越来越倾向于依靠暴力来解决分歧。

不断强化的阶级身份感是叛乱洪流汹涌泛滥的与鼠疫相关的第二个原因，农民阶级尤甚，其他阶级都要依靠他们的劳动生产过活。在马克思主义者看来，鼠疫后时期的农民们对自己的经济价值并没有正面的意识，认为自己的利益与第一、第二两个阶层，即神职人员和贵族的利益是相冲突的。14 世纪早期，接二连三的饥荒侵袭让采邑制度开始崩坏，这种观念随之首次出现。随着黑死病的到来，地主不愿承认农民的地位已经发生变化，才让农民的这种身份感越发强烈。

薪资与价格的新关系是第三大原因。薄伽丘称，黑死病肆虐期间，物价飞涨。他是对的，但到 1351 年，势态再次发生变化。工业品价格持续走高，反映出市场对这类产品供不应求，而制造特殊产品的熟练工人数量又明显不足。但人口大幅下降，以至于农田刚恢复耕种，有庄稼收获，生存危机便戛然而止。分配机制又过了一到两年才回到正常的轨道，接着粮食价格开始走下坡路。由于人口减少，薪资上涨，人民生活水平也水涨船高。中世纪晚期之所以被称为"劳动者的黄金年代"是有充分理由的。许多学者一致认为，15 世纪的实际工资在 20 世纪到来之前一直都处在历史最高峰。如上所述，第一、第二阶层的人对不断高攀的薪资水平怒目圆瞪，试图通过立法逆转大势所趋。对于第三阶层的人来说，此举莫过于最残酷的当头一棒：

才终于在市场经济中或多或少获得了一些经济安全感，就立刻被套上了新的人为限制枷锁。

鼠疫后的社会经济紧张局势引发了三场重大的暴动事件。其中两起为农民起义（法国的扎克雷起义和英国的农民起义），另一起为城市工业暴动（佛罗伦萨的梳毛工起义）。扎克雷起义发生于 1358 年，黑死病是其中一条导火索。法国国王让二世（Jean Ⅱ，1350—1364）经 1356 年普瓦捷战役败给英军后一直被囚在狱中。法国没了首领，也没人知道如何填补这道沟壑。许多第三阶层的人都认为，与国王争权夺势的神职人员和贵族阶层并未采取应有措施帮助国王回归王位。在鼠疫消散后发生的数起暴动中，出现了一个有趣的现象：无论国王多么昏庸，叛乱者都对国王忠心耿耿。他们坚信，执政不利全赖邪恶势力影响，根源不在暴君。中世纪雇佣兵团劫掠作恶的现象也时有发生。这些雇佣兵团在百年战争期间靠着农民的劳动成果才得以生存。各种密探内奸也不断涌现。纳瓦拉国王卡洛斯二世（Charles of Navarre）本想自己在法国称王，挑拨英法两国关系，仿佛在鼠疫消失后制造社会混乱对他十分有利似的。

黑死病进一步恶化了本已十分紧张的阶级关系，这也是引爆扎克雷起义的关键因素之一。参与起义的战士大多是农民，但多数领袖都属资产阶级，包括政府发言人艾迪安·马赛尔（Etienne Marcel）。资产阶级想要的是与其经济收入相称的政治势力。在当时的人们眼里"爵士与强盗的身份完全可以等价互换"，而拥有土地的阶级无论在社会上还是经济上都一直享有特权，不愿放弃自己的政权。第一、第二阶层（尤其是精英阶级）对第三阶层（尤其是农民阶级）藐视到了极点。"扎克雷"源于"扎克"一词，讽刺的就是在战斗中用皮革短上衣当盔甲的农民们，他们买不起真正的盔甲。一则贵族俗语称："打一个农奴，他还会为你祈祷。为一个农奴祈祷，他反而会打你。"《农民的倔强》中有一段精彩的叙述：

> 上帝请您告诉我，农民凭着哪条权利能吃牛肉？……这个问题连上帝也难以回答。上帝为此所困，我亦如此。吃肥鹅的农民们就是一种悲惨！他们能吃鱼吗？不，让他们吃蓟花荆棘，吃刺尖稻草，周末吃干草，平日吃豆荚吧！他们要夜以继日地看门放哨，不得睡觉，不断地经历磨难。这才是他们应有的生活。然而，每一天他们都能吃饱喝足，在最好的酒里酩酊大醉，身上还穿着华服。农民身上的大笔开销太高，这将导致世界毁灭。是他们毁了大众的福利。他们是一切不快乐不幸福的根源。他们还能吃肉吗？他们应当和有角兽一样在荒野啃干草，全身赤裸四脚着地。[43]

自12世纪以来，这样的态度在贵族阶级文学作品中屡见不鲜，随着鼠疫带来的新经济发展状况，该特征越发凸显。

农民们在情感上做出了回应。在扎克雷起义中将情感转化成了行动。暴动仅仅持续了数周时间，却是法国历史上最痛苦血腥的一段。大多数行动都围绕着卢瓦尔河及塞纳河附近的大庄园展开，这也是整个王国的心脏。年代史编撰者佛鲁瓦萨尔一直受到贵族阶级的支持，他自己也是该阶级的拥护者，对农民心中熊熊燃烧的怒火进行了记录。他称扎克雷起义开始时：

　　普通农村里的某一群人没有任何首领，也不受任何人的统治，聚到了波瓦逊。起初，人数不足一百……他们没有组建委员会，除了棍子和小刀外没有任何武装，到了一个爵士的家附近潜伏下来，随即破门而入，杀害了爵士一家，妻儿无论年龄大小都没放过，又一把火烧了房子。接着，他们来到另一座城堡，挟持了爵士，又把他五花大绑到了木桩上，当着他的面强奸了他的妻女，先奸后杀，所有的孩子一个都没留下，然后爵士在受尽折磨后惨死。就这样，他们造访一座又一座城堡，一户又一户豪宅；队伍壮大到了千人……这帮恶棍就这样，没有首领也没有武器地聚到了一起，所见之男人必遭其烧杀抢掠，所见之女人哪怕是少女也必遭其强暴，这般行径惨无人道，但最惨无人道者反而能得到队伍的盛赞，被称为暴虐之王。他们对妇女、少女所下狠手，我不敢一一记下。对其他人，他们杀了一个爵士，将他穿到烤肉杆子上，再当着其妻儿的面用火炙烤，接着，10个还是12个人对妇女进行轮奸，再逼她咽下丈夫被烤过的肉躯，随后女人小孩都惨死在他们手中。[44]

　　农民们取得的胜利是短暂的。牵头发动暴乱的巴黎布商艾迪安·马赛尔失去了对叛军的控制，并遭其杀害。曾支持农民的巴黎商人势必会感到惊慌失措，进而放弃暴动。卡洛斯二世一直在蓄积个人优势，募集军队来镇压叛乱农民。贵族阶级重拾勇气，开始对农民展开反攻，用野蛮屠杀最终将其镇住，扎克雷起义画上了句号。但憎恨情绪和紧张的社会局势依然在继续。

梳毛工指的是佛罗伦萨纺织业的工人。黑死病结束以后的二十多年里，纺织成品价格持续走高，尤其是佛罗伦萨工人创造的奢华纺织品。尽管工人工资水平有所上涨，商人依旧能大量攫取利润。但好景不长，法国因地主与农民之间关系紧张而产生的政治社会紧张局势同样发生在佛罗伦萨的雇主与工人之间，黑死病使两大队伍的关系进一步恶化。佛罗伦萨的作家称，他们的城市是民主之城，权力分散在 21 个行会手中。但实际上，权力的分配并不均衡，主要势力为七大行会所有，而这些行会又均听命于由银行家和长途贸易商组成的精英阶层。此外，梳毛工又在竭力地为自己的财务问题发声。大商人通常都在使用佛洛林——欧洲最稳定的货币，工人工资却是以便士币种进行发放。佛洛林的价值在精英统治阶层的管理下保持得相当稳定，但 14 世纪 70 年代之初的纺织工业产量却出现了小规模滑坡，便士也因此贬值。1349 年，佛洛林与便士汇率为 1∶240；1378 年 1 佛洛林可兑换超过 1000 便士。地主并未在危机中受到什么打击，而工人们却眼看着自己的生活水平每况愈下。佛罗伦萨也在劫难逃。[45] 意大利中部和北部的其他城市也同样受到货币贬值的困扰，暴动不断。就像于 1347—1351

年发生在罗马的那起暴动一样，率先揭竿而起的是出身卑微的科拉·迪·黎恩济（Cola di Rienzi）。但纵观整个 14 世纪后半叶，最具特征的大规模暴力事件及城市动荡的发生地则是在佛罗伦萨。

梳毛工起义始于 1378 年夏，大多数工人都失业了。7 月底，事件暴力程度升至顶峰，富人的宫殿宅邸均遭掳掠焚毁。在近五年的时间里，工人阶级都能共享政府治理权。他们要求成立自己的行会，要求进行税制改革，废除金融财务特权，终止债务。到 1383 年，纺织危机至此宣告结束，便士的价值在很大程度上得以恢复；商人精英阶层重掌大权，梳毛工再次被剥夺了公民权。但与法国的扎克雷起义不同，至少从经济学角度看，梳毛工的经济情况获得了改善，工资在 15 世纪前一直维持在相对稳定的水平。

爆发于 1381 年的英国农民起义是鼠疫结束后那一时期最负盛名的起义。直接原因是 1377—1381 年间征收了三回人头税，每一次都有一系列税种。与扎克雷起义和梳毛工起义一样，引爆英国农民起义的诸多因素在 1347 年以前便已生根发芽，鼠疫只是加速了各种变化的发生，加剧了社会的紧张局势。农民想要维护自己较高的工资水平，人口骤减造成人口流动性的增加，而受到各方威胁的地主阶级又要尽力维持现状，置新经济形势于不顾。

起义爆发于英国东部，也是整个王国最富庶的区域。相对贫瘠的西部和北部倒是并未出现暴动。起初，埃塞克斯的几名农民拒绝缴纳人头税，将收税官赶出了他们的村子。城乡居民几乎同时拍案而起，共同与受到的不公正待遇进行抗争。起义的两位领袖，一位是富农瓦特·泰勒（Wat Tyler），另一位是失业教士约翰·鲍尔（John Ball）。起义的主要推助力是反士族、反贵族、反独裁。泰勒领导着一支伦敦农民军，力劝其追随者"杀光所有律师和国王的一切仆人"。根据佛鲁瓦萨尔所述，鲍尔曾称："啊，善良的人们，英国大事不妙，我们也不能坐视不管，干等事情自己回到原来的轨道上去，我们应当团结起来，做自己的主人，而不是甘当地主的奴隶。我们凭什么，为什么要生而为奴？我们都是同一对父母所生的儿女，父亲叫亚当，母亲叫夏娃。"[46] 那则最著名的短诗由此产生：

亚当耕种，夏娃纺织，
哪有什么贵族？

英国农民起义与扎克雷起义、梳毛工起义及鼠疫后发生的数起起义的模式一样。早期获得阶段性胜利后，遭到了血腥复仇，使其痛苦不堪，暴力事件时有发生，坎特伯雷的大主教身首异处，伦敦大部分妓院都被摧毁。与法国的情况一样，贵族阶级和上流社会人士重获主导权，并鲁莽冷血地镇压了叛军。但英国与欧洲大陆情形相似，叛军虽败下阵来，却拿到了实实在在的收获。人头税被迫取消，相关部门也未出台任何有效法规限制工资增长或限制流动性。高薪让农民们受益匪浅。到

1400 年，旧农奴盟约或已十分宽松，或直接遭到废止。中世纪晚期未再发生一起农民暴动，因为没了能让他们揭竿而起的理由。

不管是城市还是农村，爆发的骚乱都反映出了黑死病消散后社会上演化出的激烈的阶级冲突矛盾。无论是对鼠疫结束后整个欧洲的社会大环境，还是对统治阶级试图剥夺社会底层享受人口锐减所带来的权利，人们的不满情绪十分普遍。旧三等级制度的瓦解，暴力事件不断增多，使得暴动叛乱更为容易，也更易为人们所接受。起义都是自发的，缺乏组织性，要镇压住并不难，其最显著的影响当数结束了传统等级制度下的社会结构，取而代之的是阶级之间的紧张局势和相互刁难。该如何刻画这些变化对从黑死病中幸免的那一代人的影响呢？首先，一次疫情卷走了至少三分之一人口的性命，人口骤减结束了欧洲的生存危机。到 14 世纪 40 年代，大多数欧洲人的经济状况每况愈下，持有的土地越来越少，耕种劳作也不如从前，收成大幅下跌，摄取的食物也相应减少，是自黑暗时代以来，人们对自己的未来最没有决定权的时期。相反的是，地主阶级的实力愈来愈强。欧洲与业非部分地区一样在不断演变，逐步成为一穷二白的"农耕"社会。到 1350 年，趋势来了个 180 度惊天大逆转。高薪资、低物价使地主阶级遭到重大打击，而第三阶层的人们却迈入了长达 150 年的相对富裕阶段。但从短期来看，对第一次鼠疫世界性大流行的劫后余生者来说，鼠疫对其造成的心理影响显得更为重要。人们受到心灵创伤，对自己的能力丧失信心，对老旧的价值观丢失信念，若他们依然信仰上帝，那么至少对上帝抚慰人类的方式已不再深信不疑。欧洲迅速陷入道德危机的泥潭。旧秩序正在分崩瓦解，而新秩序尚未建成。

第六章　现代医学的萌芽

黑死病所带来的影响中，最为重要的便是它摧毁了现行的医疗制度，并催生了现代医疗制度。[1]1347 年，欧洲医学界人士墨守成规又愚钝无能。医疗实践大多基于希波克拉底（Hippocrates）、盖伦（Galen）和几位阿拉伯评论家的观点，尤其是阿维森纳（Avicenna）的观点。上述所有医生都撰写过有关传染性疾病的文章，但没有人有过应对鼠疫的第一手经验。从制度结构上讲，医疗体系由五类人构成：内科医生、外科医生、兼职外科医生的理发师、药剂师以及无行医执照或非职业的医务人员。这样的人员划分从某种程度上讲受到了希腊体制的启发，但中世纪思想家将这种制度结构发扬光大并固定了下来。中世纪鼎盛时期，该体制运转良好。该时期躲过了大多数致死性极高的流行病。但到了 14 世纪和 15 世纪，面对包括鼠疫在内的新发感染病，这样的体制不再适用。医生们对医学界新问题的响应带来了诸多变化，进一步促进了 16 世纪现代临床医学的演进发展。

为了更好地理解该演进过程的初级阶段，我们有必要对旧制度进行一个回顾。[2] 医疗人员在结构上的分类方式与中世纪的三等级制度观点相得益彰。处于顶层的是内科医生。他们都属精英阶层，接受过当下最先进的医学理论教育，人数极少，仅为少部分人提供专门服务；在社会上广受尊敬，威望颇高，被视为最高权威，是希波克拉底和盖伦的传人。他们从来都是男性，在北欧通常只有神职人员才能成为内科医生。这样的宗教纽带意义重大，医学与宗教之间的部分联系延伸到了《圣经》世界中。在《圣经》里，治愈的力量首先无疑得益于魔力，超自然次之，最后才是宗教天赋。基于此，中世纪的医学教育往往与教会密不可分，还要受到教会的监督。这种以大学为基础的医学教育也成为内科医生与其他医疗行业从业人员的分水岭。[3] 到 14 世纪，任何对医学感兴趣的学生都需要从 9 岁开始便进入文法学校就读，专攻七艺——语法、修辞、辩证、算数、几何、音乐和天文。若这位有潜力的学者能承担得起当时价格高昂的高等教育学费，那么便可在 15～18 岁时进入大学攻读，再花上 4～7 年的时间钻研人文科学，成为七艺中某一艺的专家。完成学业并通过一系列考试后，可获得学士学位。至此，正式的医学教育拉开帷幕。

大多医学文集都源自经典或受经典启发，但学界大多采取中世纪方法对文集进行研究。该学术研究方法始于 1100 年前后，创始人彼得·阿伯拉（Peter Abelard）是巴黎教堂学校的一名教师。[4] 他在著作《是与否》中强调了辩证法在教学中举足轻重的地位，重视辩证地看待观点的正反两面，审视论点，再在汲取双方面优势的基础上创造逻辑上推测得通的新观点。因此，对于解剖学某个观点的辩论，取一部分盖伦的看法，再取阿维森纳或其他评论家的另一部分看法，将两者的细节分别展开研究，产生新的研究结果。阿伯拉法着实有用，但仅仅是风格上的标新立异，并没有太多的实质性意义。因为医学文集本身源于经典，对它的推断往往不是基于临床研究结果，而是基于对早期文献的深入分析。旧观点重新整合便改编成为新观点，医学生不做科研，也很少观察，继而在面对新疾病时束手无策，没能找到有效的治疗方法。

鼠疫暴发前，体液学说是整个医学知识体系的基石。[5] 人体有四种体液——血液、黏液、黄胆汁和黑胆汁，每一种都与特定的器官相关联。血液源于心，黏液源于脑，黄胆汁来自肝脏，黑胆汁来自脾脏。根据盖伦和阿维森纳，每一种体液都有不同的气质。血液湿热，如气；黏液湿寒，如水；黄胆汁干热，如火；黑胆汁干寒，如土。人体实际上是大千世界的一个缩影。

当各体液处于平衡稳态时，则身体健康，称为"体液正常"（Eukrasia）。反之，当体液平衡状态被打破，人便会生病，称为"体液不调"（Dyskrasia），这时便需要内科医生介入，找到重新恢复体液平衡的办法。第一道处方通常是静养休息，但倘若身体固有的恢复力不足，医生便要采取措施了。首先，要改变患者的膳食。假使患者体质过热，则医生将开具各种食物药方使身体降温。倘若体质依旧很热，则需进行抗感染治疗。若该治疗被证明无效，医生或许会建议行放血治疗，静脉切开并烧灼，也可进行拔罐治疗。当时学界认为，医疗的目的在于恢复"体液正常"态。这样看来，医生面对黑死病时所采取的措施便解释得通了。按照现代医学标准，中世纪的鼠疫治疗方案实在荒诞可笑，但就 14 世纪时的医疗水平来看，该方案合情合理，明智审慎。希腊人和他们的伊斯兰评论家都是优秀的理论学者，按照他们自己的标准，他们还是颇具竞争实力的生理学家。但他们的观点完全源于理论，而非基于直接的临床观察和临床经验。中世纪的内科医生们相当重视论证，尤其是三段论。因此，他们称不上是卓越的解剖学家、病理学家抑或是流行病学家，面对鼠疫也毫无头绪。

到 14 世纪，欧洲的医学院主要有六所，分别坐落于萨莱诺、蒙彼利埃、博洛尼亚、巴黎、帕多瓦和牛津。[6] 位于萨莱诺的是 11 世纪末第一所取得突出成就的医学院，周围不远便有可提供咨询的阿拉伯医生和拜占庭医生，这让学校受益匪浅。因为与医生建立起了广泛的联系，该学院的老师们非常重视解剖学的教学。但不幸的是，该学科建立于解剖动物的基础之上。到 13 世纪，地处萨莱诺的医学院发展停滞不前，领头羊地位被蒙彼利埃的医学院取代，后者以与来自西班牙和北非的顶尖犹太医生交往甚密而闻名遐迩。其他院校都将犹太人拒之门外，蒙彼利埃成了他们唯一的选择。此外，该市官员为教授们提供高薪待遇，颁发给他们必要的行医执照，而不像其他地区仅颁给教会人员或公务人员。学生录取门槛相当高，拿到医学学士学位后方可批准入学。种种条件相加，让蒙彼利埃诞生了欧洲最负盛名的医学院之一；声名显赫的校友和教职当中不乏欧洲顶尖的医生，包括伯纳德·戈登（Bernard Gordon）、亨利·德蒙德维尔（Henri de Mondeville）、维拉诺瓦的阿诺德（Arnold of Villanova）和盖伊·德肖利亚克（Guy de Chauliac）。

　　博洛尼亚和巴黎的两所医学院在 13 世纪达到巅峰。博洛尼亚的医学院之所以在中世纪的各个高校中脱颖而出，是因为其卓越的研究生教育，而非仅关注于本科生教育。该校的法学院也是整个欧洲最著名的，但医学院也毫不逊色，尤其以创新声名大噪。其中最著名的教授是外科医生萨里切托的威廉（William of Saliceto）。他是烧灼术的先驱者，重视外科学的教学。[7] 诚然，博洛尼亚最具创新性的特点当数其对外科学发展做出的突出贡献，欧洲绝大多数其他的医学院校甚至都还未将该学科纳入教学大纲。解剖人类尸体始于 13 世纪 60 年代，并在 14 世纪初得到推广，当时一名名为蒙迪诺·德利尤兹（Mondino de' Liuzzi）的博洛尼亚教授发表了著作《解剖学》，较为准确地对人体解剖进行了阐释。在将近一个世纪的时间里，该著作一直是欧洲解剖学的经典教材。蒙迪诺用清晰简明的语言描述："肌肉下是骨骼。胸部有多块骨骼，彼此并不连续，可随着它（胸部）的持续运动而扩张和收缩。"[8]

　　到黑死病来袭之时，巴黎大学医学院已一跃成为欧洲最负声望，最起码是规模最大、资金最充裕的医学院。其隶属的巴黎大学也是欧洲规模最大、最富裕的大学，这要得益于法国国王、巴黎资产阶级和法国教会慷慨大方的巨额赞助。彼得·阿伯拉的成名也是在这所高校（尽管那里的各大学院直到 1200 年才被承认为一所大学），他的学术研究法与学校密不可分。巴黎的这所医学院在创新性上并不如博洛尼亚的医学院，但由于其背后拥有强大的资金支持，教职员工薪水颇高，该学院也因此拥有最高知名度和最有影响力的教授，即使不一定是最好的。黑死病来袭时，教皇寻医问药时还是要向巴黎医学院的老师们请教。

若经过大学培养的内科医生是医学人才的宝塔尖，那么位于下一梯队的则是外科医生了。[9]他们的专业地位不尽相同：欧洲南部的各大医学院校开设了外科学专业；北部的医学院在一定程度上对该学科进行了认可。黑死病到来前，外科医生很明显还被认为是二流的医学专家，是技术熟练的工匠，擅于处理流血和缝合伤口。他们中大多数都受过教育，也读过些书，但知识多来源于经验。与几乎从不触诊患者的内科医生不同，外科医生要做手术，包括环钻术（一种中世纪脑外科手术）、静脉切开放血术、烧灼术等，手法正骨是家常便饭，也是医学的基础。接受过大学教育的内科医生，其社会地位能与富商（当然不可与大银行家和长途贸易商同日而语）、律师平起平坐，但外科医生的社会地位则相对较低，与公证人和金匠不相上下。[10]

兼职外科医生的理发师与外科医生完全是两个概念，也从不把自己视为精英。[11]他们中大多数人并不识字，没人念过大学，培养教育完全来源于学徒期间的实践操作。他们能做某些外科手术，包括静脉切开放血术和烧灼术，通常是在一名内科医生或一名外科医生的指导下进行操作。更常见的是做一些不太有意义的工作，诸如拔罐、简单骨折复位、放置湿敷药物等。于内科医生和外科医生相比，他们并不具备太多有关感染和卫生操作的知识。传统理发师所用的红白蓝标志很可能是起源于兼职外科医生的理发师将鲜血淋漓的破布拿出来晾晒的场景。几乎所有兼职外科医生的理发师都只是兼职行医，靠刮胡、剪发增加收入，有时兼职外科医生的屠夫也会加入他们的队伍。他们拥有自己的行会，但医疗实践往往受当地的内科医生及外科医生的管理，工作之外的时间里，职业医生都会与他们保持距离。兼职外科医生的理发师对病理学、生理学或流行病学统统一无所知，人们之所以找他们看病，主要是因为他们收费相对较低。

　　要将药剂师分门别类实际上并不容易。[12] 总体来看，药师的角色将他们推到了医学金字塔结构小较为重要的位置上，毕竟用药是内科医生治疗处方中必不可少的关键组分。但药剂师的作用远不只是按处方抓药，因此在中世纪欧洲的医疗人员分级结构中，很难为他们进行精确定位。许多药剂师可开具处方药，进而对患者进行治疗，就这一点上看，很难将其与几乎不触诊患者的内科医生区别开来。说起药剂师的培养训练，要从他们担任卓约医生说起，主要是根据烹饪食谱少量开具处方，对人体和传染性疾病都不甚了解。他们是如何被组织起来的至今仍是未解之谜。有时，他们的医疗、药学实践要受到内科医生，甚至是外科医生的规范，但由于药剂师的药品往往由各种珍贵的香料配制而成，他们自己还兼有商人的身份。是的，13世纪末之前，确实很难分清药剂师、食品商和香料商。通常来说，药剂师的收入水平要比内科医生的高。因此，其社会地位往往也随之被抬高，甚至比那些大学毕业、最负盛名的医生还要高。

最后，是一群没有行医执照或非职业的医务人员，他们未经过正式的医疗训练，无组织，无规范。[13] 非职业医务人员与药剂师一样，我们很难准确评判他们的作用，但评判之难并不是因为其工作内容模棱两可。有关他们具体工作的历史资料几乎都未保存下来，几乎就是什么都能参与一点的万金油，至少他们想要什么都参与一些。因为未受过专业训练，他们只能从经验教训中汲取知识，积累经验。这类人在市场上的吸引力完全在于其收费价格。在医疗从业人员金字塔里，他们处于最底层，收费也是最低的。大城镇里几乎找不到他们的身影，他们主要聚集于专业人士很少到访的农村地区。大体上讲，聚居地的规模与当地医生的受教育程度有一定的正相关关系。除此以外，非职业医务人员还有另一大重要特征。从英国提供的资料上看，他们中多达 15% ～ 20% 是女性 [14]，且大部分女性都较为年长。其他类型的医疗从业者统统对女性关上了大门，因此对医学怀有兴趣者只能选此下策。

这便是 14 世纪欧洲的医学界，发展步履缓慢，却趋向职业化。各大医学院和城市行会纷纷出台严格的管理规定，绝大多数医生看起来也在十分严肃认真地对待自己的工作。但鼠疫来袭前的医学主要植根于希腊的哲学理论。发展受限不说，整套知识体系都建立在已有数百年历史的著作之上，面对 14 世纪欧洲产生的新疾病一筹莫展。大多数内科医生也未经历解剖学和病理学的专业训练，而多数外科医生又没有扎实的理论基础。盖伦的《发热学》是流行病学的唯一参考，这本书到1347年已有千年历史。毫无疑问，当1348年法国的腓力六世国王（King Philip Ⅵ）向巴黎大学医学院的教师们寻求医治鼠疫的医疗建议时，得到的答案无异于望梅止渴。

巴黎医生们撰写的论文集是海量鼠疫相关文献中的一粟。[15]以个人名义发表的文章数量之多着实值得赞叹，影印重要文稿不仅工作量大且造价昂贵，但正因为如此，数千篇论文原文得以保留到了今天。各位专家学者顶着巨大的压力，在恐怖弥漫的氛围里写下了这些论文，留给后世的不仅仅是医学方面的信息，还有对欧洲知识分子精英阶层的生活及心理活动的深刻洞见。最重要的是，论文集清晰地阐释了黑死病如何一步步使中世纪的医学陷入危机，危机又进一步刺激了职业化的发展、外科学的崛起、公共卫生和卫生体系新法律的诞生，以及医院的发展。医院不再仅仅是隔离病患的场所，还被赋予了治愈疾病的使命。

上述医学文献中没有一篇准确描述了鼠疫发生的原因，我们对此不应感到惊讶。直到20世纪之初，学界才对鼠疫的病原学有了较为完整而准确的理解。令人惊讶的是，居然没有任何一位医学观察员把鼠疫与每次地方性流行暴发前都会出现的大量啮齿类动物死亡的现象联系在一起。包括阿维森纳在内的少数几位评论家确实曾表示，"居住在地底下的老鼠和其他动物受惊后如酒醉一般地逃到地表"，这是瘟疫来临的先兆之一。

此外，15世纪著名论文撰稿人、瑞典主教本特·努森（Bengt Knuttson）称，引发鼠疫的是一种污秽的"恐慌"和寄生虫。[16]但这些观点和类似看法都只是泛泛而谈，并没有真正理解昆虫、啮齿类动物和鼠疫耶尔森菌三者之间的关系。

大多数论文文献均可被分为三大部分。[17]第一部分主要关注的是引发鼠疫的原因，第二部分主要关注预防措施，第三部分则主要讨论治疗方法。文献中提出了数个病因，较为流行的学说源于天文学和占星学。以巴黎大学的医生为例，他们以阿维森纳的理论为依据，称1345年3月20日，下午1时，离太阳较远的三大行星——土星、木星和火星三星合聚，污浊了水瓶宫周围的空气。这也被视为饥荒、鼠疫和高死亡率的征兆，可用为人们广泛接受的体液学说进行解释。木星被认为是一颗温暖而潮湿的行星，主土和水。火星则尤为燥热，足以让水、土两大元素燃烧起来。没人能肯定土星在这之中究竟起到了何种作用，但大多数专家认为，任何事只要和土星联系在一起绝对没有好下场。黑死病对各地造成的不同影响主要归咎于上述行星对不同地区的光照强度不同。

许多意大利医生也为这一星体理论背书。佛利尼奥的让蒂勒（Gentile of Foligno）的父亲是一位博洛尼亚的内科医生，他自己则是帕多瓦大学医学院的讲师。[18]他表示，三星合聚——

产生有毒物质，毒害心肺。重要的并非其最初产生的物质质量，而在于其化为有毒蒸汽后通过空气为人体吸入再排出，造成鼠疫在人与人之间和国家与国家之间大规模传播。如前所述，导致瘟疫的究竟是某个星座、某个地球上的物种抑或是来自远古时代的物种已不重要，只要我们知道如何防御，知道要采取何种措施进行抵抗，而不让其将我们毁灭殆尽。[19]

　　另一种较为流行的解释是环境论。代表人物是一群西班牙人，最著名的是科尔多瓦的阿方索（Alfonso of Cordova）。有时候会把环境论与星象论联系在一起，用行星合聚来解释地震等自然现象。1345 年至 1347 年间，亚欧大陆确实屡遭地震冲击，许多医生都认为，地震造成地核释放出大量有毒烟雾；有的甚至称，背后黑手是邪恶力量。无论是盖伦还是阿维森纳均未对地震表态，该理论似乎始创于 14 世纪。

　　第二种环境论强调的则是地球温度的变化。该理论的倡导者表示，气候变化造成天气更为温热潮湿，加之南风风力增强才带来了鼠疫。这些学者预测，每当傍晚天空出现特定颜色、大雨倾盆、大雾不散、强风呼啸、云层形成，则鼠疫即将来临；而每当下雨时出现大批爬行动物、青蛙和蟾蜍，则鼠疫不太可能发生。人们知道，特定的气象条件会影响啮齿类动物和昆虫的生命周期，很可能是影响鼠疫世界性大流行波及范围和暴发频度的重要因素。二者间的关系也是由阿维森纳提出的，他认为，大多数流行性疾病都是由赤道的风带来的。气候变化理论确实有一定道理，伊斯兰教信徒伊本·赫勒敦和伊本·哈提卜（Ibn al-Khatib）是该理论最忠实的支持者。[20]

某些理论学家的态度观点完全来源于盖伦，他们称无论引发鼠疫的是星象因素还是环境因素，疾病在人群中的传播都可用瘴气接触感染论来解释，又称污浊空气论。盖伦曾提到，瘴气是一种致病物质，可从外部侵入有机体；而接触感染则需有机体内产生致病物质，并经由污浊空气进行传播。空气可部分污浊或完全污浊。部分污浊可导致空气质量下降，但不至于完全破坏空气元素；完全污浊时，空气中基本组分污染程度过高，以至于人们无法辨认空气的组成元素。14世纪末，许多医生均表示，恶臭是造成空气污浊的另一原因。这类气味是腐败物质、粪肥、战场上的死尸发出来的，任何人或动物被糟蹋后也可发出类似气味。因为在中世纪晚期到处都充斥着难闻的味道，该理论也被用来解释鼠疫为何无处不在。

14世纪的医生群体中，宣扬污浊空气论的有伊本·哈迪马（Ibn Khātimah）、佛利尼奥的让蒂勒、德国内科医生约翰·哈科尔（John Hakr）以及蒙彼利埃大学医学院的教师们，后者更是于匆忙之中拼凑出了一篇论文，唯恐他们巴黎大学医学院的同行成为业界唯一的权威。[21]蒙彼利埃人认为，致死性蒸汽来自南方，因此建议北方居民紧闭门窗。在当时的人们看来，空气在夏季和初秋时节致死性最强——这实际上是北欧大部分地区蚤传播鼠疫的高峰时节，但空气传播鼠疫并非如此。因为炎热天气会使人体毛孔张开，让人更易遭到攻击。毛孔张开理论解释了为何医学界反对在流行病暴发期间沐浴和进行剧烈运动，解释了为何不同的人对疾病的易感性不同。蒙彼利埃的内科医生们称：

> 有时大脑会将气体物质和有毒物质通过视神经凹陷排入双眼，造成患者痛苦难耐，捂住双眼，似乎身体都无法动弹，伴发剧烈腹胀，有毒物质不断产生，久久无法消散，必须在大自然中找一落脚之处，方可安身。若被某一健康者见到了，则将瘟疫传染到他身上，疾病侵害速度比经空气吸入患者体内的病原体来得更快，因为透明的毒物穿透速度远高于压缩空气。[22]

如上所述，有的权威学者认为，鼠疫在人与人之间是经过污浊空气才得到传播，且呼吸、接触患者的衣物和寝具，甚至是眼盯着患者看都可使疾病缠身。

少数医学专家提出了其他的鼠疫病因，有"与年长妇女水乳交融"，有饮食过度等。但究其致病根源，大多数论文在开篇部分还是着重强调了疾病的易感性和免疫力。[23] 为何有人清醒，有人糊涂？大多数医生都表示，答案就藏在四体液学说之中。湿热体质的人最易染病。在拥有该体质的人当中，病情更恶劣、更易感的是微胖的年轻人，热情、敏感的女性更甚。食量大、酒量大者，运动员，以及社会上相对更年轻、更活跃的那部分人群亦是如此。体内体液构成在赋予他们年轻活力的同时，也让他们更易受到鼠疫攻击。

大多数有关鼠疫的论文在第二部分都会对预防和抵抗疾病的办法进行讨论。从严格的临床实践角度出发，总是强调预防为先，因为医生们也明白，一旦染病，他们也拿不出什么治愈良方。最佳的预防办法便是祈祷，无论是基督教作家还是伊斯兰教作家都提出要佩戴宗教饰品。[24] 基督教信徒主要佩戴十字架，而伊斯兰教信徒则更倾向于金制小狮子——象征一年当中好光景的占星守护神。逃走是否能预防鼠疫侵袭，两大宗教观点并不统一。在基督教看来，逃走是居第二位的预防法。不仅敦促身处疫情之中的人们尽快逃离现场，地势低洼、沼泽较多、水流停滞的南方地区，以及气候干冷的沿海地区或山地地带也不宜久留。若逃跑为时已晚，则应创造与"安全"地带条件尽可能相近的环境（如山区）。建议人们白天原地停留，在墙上装好玻璃或任何能够透光的窗户，最为重要的是保持室内环境干燥。

出于宗教缘由，伊斯兰教的作家们对逃跑十分鄙夷。与基督教权威一样，大多数伊斯兰教权威人士也认为招致黑死病的根本原因是上帝的愤怒。但对穆斯林来说，真主安拉的意志不可违背，逃走无济于事，也完全没有必要。只有异教徒需要逃走，因为对他们而言，死于鼠疫无异于被罚下地狱。

有关预防医学的其他方面，两大宗教的观点基本都吻合。[25] 宜人的芳香具有重要意义，因为它们能驱散鼠疫散发出的有害烟雾。两大宗教都建议受到鼠疫威胁者焚烧芳香软木，如杜松、桦木等。橡树、松树、迷迭香、芦荟、琥珀、麝香也能产生沁人心脾的味道。手脚必须勤洗，并喷洒薄薄一层玫瑰香水和醋。但必须缩减沐浴次数，因为沐浴会使毛孔张开，进而使人体更易感。同理，不鼓励人们锻炼身体。

有一所学校非常鼓励预防药学的发展。推荐早前餐空腹进食无花果、榛子和芸香。驱散鼠疫的最佳配方是没药、藏红花和胡椒，三者都建议日中服用，配以优质蔬菜：洋葱、芹菜和大蒜。食疗不可过度使用，因为方子可造成体液过热，进而使身体成为鼠疫易感体质。学校要求学生照料好花园，保证重要药草和香料可及时供应到位。

另外，还有几种方式能让人体做好准备与鼠疫做斗争。其中较为推荐的是服用通便剂、利尿剂，行静脉切开放血术和烧灼术进行洗罪。在中世纪末的生理学发展背景下，静脉切开放血是"科学合理"的。人体内某些静脉与星象和体液相联系，共同改变体内的热、液流动。通过让血液流出使体液处于平衡稳态，这对防御鼠疫来说至关重要。

饮食也具有同等重要的意义。[26] 在此，中世纪的医生们遵循的是亚里士多德的主张：无论处于生命的哪个阶段，都要适度节制，并称均衡膳食可保持体液运转效率维持在峰值水平。医生们建议膳食从简，每一口都要细嚼慢咽，尚无饱腹感便离开餐桌。肉类、奶制品和鱼类腐坏速度相对较快，容易发出恶臭，应尽量避免摄取该类食品。面包、蛋类、水果和蔬菜是最佳食品，水果蔬菜能帮助消化。所有甜食都被明令禁止，只有坚果例外，因为人们认为坚果也能助消化。所有饮品中只有红酒和清洁饮水是安全的。

睡眠过量也是件坏事，饭后立即入睡或中午睡眠时间过长尤为有害。此外，不建议人们采取仰卧睡姿，因为含有瘟疫病原体的空气可趁机经鼻孔进入双肺。专家建议大家侧卧入睡，并左右来回翻转，这样可帮助消化和排泄，对维持体液稳态至关重要，使身体保持抵御瘟疫的最佳状态。15 世纪之初，英国修道士约翰·利德盖特（John Lydgate）所著的流行诗歌《瘟疫膳食原则》对上述大部分预防知识进行了总结：

谁能完全不生病

抵御瘟疫入身体

保持舒畅好心情

避免所有重压力

远离污浊的空气

躲开身边的暴力

饮好酒，嚼好肉

步入清新空气里

回避大雾黑漆漆[27]

大部分瘟疫论文的第三部分都会对诊疗方法进行讨论。这部分无疑是篇幅最短的，因为几乎没有医生有能力为患者提供有效的帮助。一些权威专家提笔笼统地概述了一些治疗各种发热的方法，但他们中大多数都承认黑死病尤为特殊，必须发明新方法。深受阿维森纳影响的伊斯兰医生们十分推崇放血疗法。伊本·哈迪马称："当所有人都了解了这种疗法（静脉切开放血术），也亲眼见证了它的效果之后，他们自己就会给自己放血，无须医生开具处方，每月数次，不必多虑也无须恐惧，不用认为这是一种伤害或懦弱，也不会因此染病。"[28] 伊斯兰医生们还建议用柳叶刀割开发炎的腹股沟淋巴结，再敷上用亚美尼亚陶土制成的膏药，此膏药因富含铁氧化物而获得了盖伦的盛誉。医生还推荐了其他湿敷药物，尤其是含紫罗兰提取物质的敷料。切开发炎的腹股沟淋巴结后，患者边喝果汁边将湿膏药置入淋巴结中。

对治疗方案的讨论中，基督教医生中有些人认为，瘟疫病原体经静脉甚至是由虫样微生物传至全身，因此才将静脉放血作为主要治疗方法。在讨论诊疗方案以前，他们会对黑死病的症状进行描述：咳嗽，胸痛，气短，发热，腹股沟淋巴结炎，咳血。巴黎大学医学院的教师们为治疗方案提供了生理学理论支持。他们称，人体需要自然热量来维持自身运转。在正常情况下，空气在肺部流通就是在为身体提供其所需的热能。但当呼吸系统遭到鼠疫攻击时，体液平衡被打破，气体不再流通，最终导致患者身亡。心脏占据着至关重要的地位，因为人体的体液均由此流出。基于此，治疗鼠疫的一个有效办法便是将靠近心脏的静脉中的血液放出体外。若肝、脾等其他重大器官附近亦出现了淋巴结炎，则对流入该器官的静脉行放血术。总体来看，基督教医生们认为，痛苦和淋巴结炎出现的位置均提示身体该部位正在遭到病原体攻击，他们便会据此对受侵部位进行治疗。

洗罪、放血及其辅助治疗——烧灼术和拔罐，这是医生们能想到的所有疗法。偶尔还会开一些药方，但大多数权威专家都认为，药物的预防效果优于治疗效果。下面便是一味较为流行的药方：

治疗黑死病的药方。男性取5杯芸香，女性则勿用。因为芸香可滋补男性，用于女性则纯属浪费。接着，另外取5片田溪菜叶以及5片耧斗菜菜叶，再取大量内含有小香葱样物质的万寿菊花，与藏红花类似。若找不到花，叶也可入药，但万寿菊花叶的量一定要超出其他几味药。取一枚新下的鸡蛋，两端各开一个小口，使内容物完全流出。将其置于火上，烤至可研磨成粉的程度，但不要完全烧着。取适量优质糖蜜，将上述所有药草拌上上等麦芽酒捣碎，但切记不要过于用力。让患者饮下这味药，连续三天早晚各一次。若（患者）能坚持，必能获得新生。[29]

当时认为感染后的第四日极其关键。因此，之前开具的各种药方都是为了让患者坚持到第四天，那天之后人体的"自然治愈力"便会重新掌管身体。

治疗办法还有其他几种，包括适当的护理、卧床休息、摄入大量液体、敷草药药膏等。坚持认为感染第四日为关键日的医生还建议采取观望态度。但实际上，所有专家均一致同意，对黑死病并没有治愈之法，该观念从某种意义上讲改变了中世纪的临床实操，也是黑死病留下的最为重要的影响之一。保护人们的健康是医学的使命责任。人们普遍注意到医务工作者的失职，也对此进行了广泛的批评讨论。有组织的医务工作者，以经过大学专门训练的内科医生为代表，声誉和信心上都遭到重创。中世纪的科学根植于盖伦的错误观点之中，根本无法做出改变，亦无法有效应对面前的巨大挑战。到 13 世纪，建立在文本分析而非临床观察和假说之上的医学教育裹足不前，发展处于停滞状态，无法应对 14 世纪的危机。两者带来的结果是旧制度的分崩离析、学界的重新反思和新制度的重建。

黑死病结束后的二十多年的时间里，在鼠疫第二次世界大流行的重压之下，医学界终于迎来了变化的发生。到 1500 年，现代医学理念和建制开始发生演变，该学科也日益朝着职业化方向发展。这个过程可分为如下几个步骤：第一步，旧医学体制中的许多顶尖思想家、理论学家和医学从业者相继撒手人寰。[30]黑死病带走了数个最伟大的医学作家的生命，包括佛利尼奥的让蒂勒和约翰·哈科尔。德国皇阁、法国国王和勃艮第公国的主治医生均不幸离世。教皇克雷芒六世（1342—1352 年）在位期间有 9 名内科医生和 3 名外科医生服侍左右，鼠疫带走了 3 名内科医生和 2 名外科医生的生命。从高校的记录中很难厘清具体的鼠疫死亡率数值，教职空缺有可能是因为人员出逃而非人员死亡。但帕多瓦大学的史料是 14 世纪所有医学院校中保留最为完好的。据此，1349 年所有内科及外科学系系主任的职位无一例外均处于空缺状态。另一方面也反映出了鼠疫造成的影

响。同年，帕多瓦有 3 位内科学教授；1351 年，有 12 位。很
难解释这两组数据究竟意义何在。黑死病过后，巴黎大学医
学院教职员工数大量减少，从 1348 年的 46 名减至 1362 年的
26 名，1387 年只剩下寥寥 20 人。但无论如何，旧医疗体制
中许多杰出大拿都已归西。顾及鼠疫前的医学科学发展情况，
该学科也因此向许多新鲜观点敞开了大门。

　　鼠疫后的第二大变化是外科学和外科医生的兴起。以大学
为基础、注重理论的内科医学风光不再，许多人转而投奔更具
实践操作性的外科。各大高校也意识到汲取新观点的重要性，
欧洲北部的各个大学也开始招收外科医生入学。而意大利各大
高校很久以前便开始这么做了。在巴黎大学，解剖学和外科学
成为非常重要的医学专业。自 12 世纪以来，外科医生们在博
洛尼亚一直深受欢迎，外科学教学大纲也得到了进一步补强。
黑死病来临前，博洛尼亚只在冬季进行解剖，每次解剖都要花
上整整一天。黑死病之后，尽管尸体会发生腐烂，该地仍旧全
年不间断地开展解剖，且每次花费的时间更长，从而降低了失
误率。这一改变见效很快。到 14 世纪 80 年代，解剖论著基本
已经比较精确。解剖学与外科学的重要地位日益凸显，对帕多
瓦还有另一重影响：医学院将重点从哲学转移到了实践物理科
学上。随着这一转变的发生，科学方法在整个帕多瓦大学逐渐
发展壮大。[31] 该方法基于亚里士多德的逻辑和阿伯拉的风格，
对理论进行假设后，再根据有选择的严格观察分析来验证理论
中的观点，并通过研究结果反映出来：无非是验证了理论假设

抑或是推翻了理论假设，若是后者，则还需提出另一新观点。许多学者认为，科学方法的发展从某种程度上受到了大学中开设的实践外科学和解剖学课程的启发，促进医学职业化，推动了 17 世纪现代实验科学的发展。

外科学在大学校园以外也取得了长足进步，校外的外科学应用也更具实操性。黑死病消散之后的数年里，外科医生与兼职外科医生的理发师彻底决裂，自己的训练也更多地建立在书本著作之上。这并不意味他们要像内科医生一样，退回象牙塔里，而是重新重视由实践经验丰富的内行撰写的实践外科学文稿。诚然，14 世纪末最著名的两位医学翘楚非盖伊·德肖利亚克和约翰·阿尔登（John Arderne）莫属，二位都是外科医生。[32] 德肖利亚克是法国国王和教皇的御用外科医生，而阿尔登则是英国国王的御用医生。前者的《外科学》和后者的《实践学》是所有鼠疫后时期医学著作中读者群体最为庞大的。两本都是实用主义书籍，以多年经验为基础写成，主要针对的是疾病的治疗和护理。这与内科医生所著的、重点关注因果理论的书籍形成了鲜明对比。

纵观整个欧洲，外科医生逐步取代了内科医生，成为新的市政医生。[33] 1348 年 6 月，佛罗伦萨统治阶级下令允许外科医生对因鼠疫丧命者进行尸检。蒙彼利埃、威尼斯等其他众多城镇纷纷效仿。到次年 9 月，外科医生尼古拉斯·费拉拉（Nicholas Ferrara）受到威尼斯统治阶级广泛赞誉，称其为本市最优秀的医生。仅在一年以前，他们还因外科医生安得利亚·帕多瓦

（Andreas of Padua）"充当内科医生"对其进行了罚款，即便在那之前，安得利亚医生已经治愈了超过 100 位鼠疫患者。诸如此类的高级别赞誉贯穿了整个 14 世纪和 15 世纪，且势头很猛。1348 年，牛津当局出台新规，允许当地外科医生组织有别于兼职外科医生的理发师的行会，享有的权利也多于后者。数年后，该市甚至允许外科医生担任大学医学专业的授课讲师。1352—1362 年间，他们已完全融入伦敦，该市专门成立外科医生委员会管理全城的外科实践服务。1356 年，巴黎的外科医生有资格获得大学的外科学学士学位和硕士学位，甚至得到了身穿长袍的特权，在此之前只有内科医生享有此等待遇。1390年，巴黎大学医学院对外科医生取得的新成就给予了认可，邀请他们担任大学教职。到 15 世纪，整个欧洲的外科医生都获得了身份认可，认为他们有别于兼职外科医生的理发师，与内科医生一样属于医学界的精英阶层。他们能读能写，有行医资质，现在在社会上也站稳了脚跟。他们被认为是实干家，能完成内科医生完成不了的任务。

另一变化与外科学的崛起息息相关，那便是用地方语言撰写的医学书籍的发展。[34] 在 14 世纪 40 年代以前，几乎所有的医学书籍都是用拉丁文撰写的。这是因为受大学教育的内科医生普遍使用拉丁语，也是精英阶层的专有符号。到 15 世纪，情况发生了变化。整个欧洲开始出现用各地方本地语言撰写的医学书籍，至少被翻译成了地方方言。诸多原因推动了该现象的产生。首先，这无不反映出拉丁语教学质量的下降，这也是黑死病造成的影响，第七章将详细讨论。其次，该现象与外科学的苗壮发展和逐步普及相关。尽管在1400年前后，大多数外科医生都有了大学专业训练的经历，对拉丁文至少是略知皮毛，却并不像内科医生为经典传统医学教育所禁锢。外科医生更倾向于用母语写作，这一现象被诸多观察家提及，其中包括著名教师约翰·特里维萨（John Trevisa）。他将拉努尔夫·希登（Ranulf Hidgen）的《漫漫编年史》从拉丁文翻译成了英文。

用本地语言撰写医学书籍热潮的第三大原因是公众日益增长的需求。受过教育的外行人对内科医生治疗鼠疫已不再抱有幻想，本着同样的精神，越来越多的人开始自寻救赎之路，也越来越希望获得第一手医学知识。数十部实践指南得到发表，内容涵盖医学诊疗和各种手术术式：静脉切开放血术、药学、健康养生、诊断学等，还告诉患者如何化理论为实践。另一些用地方语言写作的论文对早年流行的医学著作进行了翻译。亨利·丹尼尔（Henry Daniel）1377年版的《尿的穹顶》便是很好的一例。[35] 该书将艾萨克·犹地斯（Issac Judaeus）的泌尿学经典著作普及大众，而泌尿科学是中世纪十分重要的诊断工具。《尿的穹顶》一书中有许多集尿烧瓶的彩色插画，并建议读者将自己的尿样与书中插图进行比对。这是每个人在家即可完成的自我诊断。另一类广受欢迎的指南是医学处方，或医书秘方，列举了治疗一系列疾病的药物处方清单，据称是国王、皇后或其他达官贵人最青睐的治病良方。举例来说，下文中提到的便是英国国王爱德华三世（Edward Ⅲ of England）之妻费丽帕（Phillipa）皇后的御用药方，用以缓解流产引产时的疼痛：

"取适量韭菜叶用天平称重，束紧后放入子宫与脐相平处；死胎随后可引产而出；产妇引产时，取走叶片，否则子宫内所有附件将一并流出。"[36]

由于是用本地方言进行写作，上述这些广为流传的"指导性"文集的读者受众面非常广，只要识字就可阅读。药剂师、兼职外科医生的理发师、非职业医务人员及普罗大众都可成为读者。这些书籍的流行也反映出在黑死病疫情结束后，越来越多的人开始关心疾病和个人健康问题。热门医学书籍不断涌现也从另一方面印证了那些受传统大学医学教育的内科医生为书本理论所束缚，没能为患者提供充分的专业治疗。从某些方面讲，家庭疗法的盛行与越来越有组织、有纪律的职业化医学发展是背道而驰的，但前者依旧对后者有正向促进作用。职业医学是建立在临床试验之上的，医学知识架构又以试验结果为基础。鼠疫暴发前的医学知识大多基于论文书稿，任何有阅读能力者只要花时间便可掌握。一旦能读会写的普罗大众能够接触到这些知识，医学也将变得不再神秘，其弱点也暴露在了更多人的面前。越来越多的人意识到，若要控制鼠疫疫情，必须做出改变。

医院新任务的出现是医学界的又一重大进展。[37]在黑死病席卷之前，医院的主要功能是隔离患者，而非治愈患者。目的是将患者从主流社会中剥离出来，不让疾病在社会中传播，侵及他人。患者一旦进入医院，则会被当作已故者一样对待，财产也统统被剥夺了去。在许多地区，还要为入院患者奏响类似追思弥撒曲的音乐，安慰其灵魂。当然没有人愿意再见到这些可怜虫。此外，许多医院还承担着公立救济院和养老机构的使命，有的甚至还收容鳏寡孤独，甚至临时寄宿者。传染性疾病的患者几乎得不到任何帮助。黑死病疫情消散后，这一切都发生了变化。有的医院依然扮演着隔离病房和养老机构的角色，但很大一部分开始试着救死扶伤。其治疗手段往往十分粗鲁，依据现代医学的标准，当时的治愈率极低。很多时候，治疗过程比疾病本身更可怕。然而，黑死病永远地改变了大多数医院的工作目标，开始从隔离转为治愈。

这一改变可以从多方面进行解读，用于管理和组织的新技术便是其中之一。鼠疫消散后历史时期的大多数医院均对病房进行了分类：骨折病房、不同退行性疾病病房、传染性疾病病房等，将医院分为各个病区；每个病区的床位数在50～100张；与20世纪各个医院的病区一样，中世纪末期的病区内砌有墙壁，病床置于窗户下方，角度十分讲究，中央留有空间，方便服务。这样的构造对严寒季节十分不利，但夏季时采光通风俱佳，全年看病更加方便，也更易于清洁打扫。病床通常是重复利用的，但会定期清洗床单。大多数医院都通了自来水，也有用来处理垃圾废物的下水管道系统。

巴黎的旧圣灵医院提供了医院组织管理方面的最佳研究资料。[38] 每位患者入院后都会捐赠一笔类似嫁妆的款项。保障医院正常运营造价不菲，医院希望那些能够承担得起医疗费用的患者也负担一部分运营费用。入院后，患者的衣物将被取走，贵重物品存放起来（这也是患者很有可能出院的好兆头），换上病号服，病床也已为其准备就绪。医院看上去十分干净整洁。医院每年用石灰水洗刷两次墙壁，有一年还购入了超过1300把扫帚。当然，存在的问题也很明显。患者量较大时，旧圣灵医院只能让三四名患者共用一张病床。四根木桩上捆着张草垫，这样的病床本身就是个问题。枕头用羽毛做成，尽管床单是亚麻材质，床罩被单却是由动物皮毛制成。即便是每周一换，寝具还是容易被弄得非常脏，皮革商和床罩被单纺织工每年都要来医院消杀寄生虫，缝缝补补，供来年使用。但我们再回头看看旧圣灵医院在14世纪所取得的成就：洗衣房员工15人，在院患者量通常都保持在200人以下。大多数医院都有自己的不动产，这不仅是医院的收入来源，还为其提供了生活必需品，食物供应也相对充足，新鲜度也有了保障。每周能吃四到五顿肉，即便在中世纪末期都极少有人能负担得起这笔开销。旧圣灵医院坚持贯彻落实个人卫生高标准。每个病区都配备有若干个浴缸，洗发液每周更换，理发师也经常造访。

对于鼠疫后历史时期的医院来说，最重要的变化莫过于医学和医疗上的进步。许多医院开始新建图书馆，也有的是在原有图书馆基础上进行扩建。医生们也组建起了若干个较为成熟的协会。在意大利的某些医院里，包括旧圣灵医院在内，黑死病来袭之前就已经成立了这样的协会。但大多数其他地区，协会建立确实是受到了鼠疫的影响。以圣爱德蒙兹伯里为例，当地最著名的五家医院与附近的剑桥大学建立起了密切的联系，年轻的医学生可以到医院实习。[39] 到 1450 年，该市其他医院也开始效仿，与当地医生取得联系。医院—大学和医生—大学间的合作模式后来在整个欧洲推广。

公共卫生和卫生体系的进步也是现代医学在发展演进过程中迈出的重要一步。第四章中已经讨论了鼠疫来袭前欧洲破旧不堪的卫生体系现状，纽伦堡等数个城镇还制定并实施了相关的新法律。[40] 但最重要的是鼠疫疫情结束后意大利颁布的公共卫生法，以及市政医疗卫生委员会的兴起。这一趋势从意大利传到了欧洲北部和中部。到 16 世纪，整片欧洲大陆绝大多数大城市都建立了自己的公共卫生体系。设立市政外科医生一职是源于意大利的一个已过时的观念，可追溯到 12 世纪。该观念的初衷是为穷人提供免费医疗。但建立独立的、受中央控制的公共卫生委员会确实是黑死病催生出来的新观念。起初，委员会唯一关切的是预防鼠疫。但到了 15 世纪，监督成了他们的又一工作任务。有的委员会甚至真正掌管了医疗卫生体系的方方面面。

放眼威尼斯、佛罗伦萨和米兰，便能真正了解这些委员会的发展。[41]1348 年 3 月，黑死病在整个威尼斯肆虐，该市大议事会专门成立了一个由三人组成的委员会，其任务是"审慎思考，找到保障公众健康的一切办法，避免环境恶化"。委员会只是临时设立，1351 年黑死病疫情结束后便解散了。但到了 1361 年，鼠疫第二次世界性大流行暴发，地方性流行病接连不断，委员会再次恢复工作。当局终于意识到，设立永久性公共卫生委员会十分必要，委员会仿佛一座灯塔，警醒着我们鼠疫随时有可能发生。15世纪之初，构想变为现实。大议事会委任三名贵族担任公共卫生委员会的委员，委任书不可违抗，违者处以罚款，并遭牢狱之灾。他们将承担监督该市所有医生的职责，并指派其下属的全职卫生官员对威尼斯的各个区域实施分区监管。下属官员必须监督其所在社区的所有医疗从业者，监测当地卫生条件，一经发现鼠疫病例须立刻汇报中央委员会。

1347年，佛罗伦萨成立了公共卫生委员会，情况与威尼斯类似。[42] 与后者一样，佛罗伦萨的委员会最初也是临时机构，直到鼠疫世界性大流行发生，当局注意到疫情反复不断时才将委员会设为永久性机构。到15世纪中叶，佛罗伦萨对该委员的职责进行了明确规定："三个月内可全权……制定规章制度并出台法律法规，保卫公众健康，抵御鼠疫，避免地方性流行病再次发生。"在佛罗伦萨的启发（和赞助）下，托斯卡纳区的各个城镇也纷纷于15世纪建立起了自己的委员会，其中包括里窝那、卢卡、奥维多、比萨、皮斯托亚和蓬特雷莫里。

效果最佳的当数米兰的公共卫生委员会。在意大利的所有大城市里，受黑死病影响最小的是米兰，或许要归功于该市当局决策果断，响应及时。米兰的统治阶级是维斯孔蒂家族，他们掌握的权力要比威尼斯和佛罗伦萨的统治者都要强。刚听闻黑死病临近的消息，维斯孔蒂家族迅速指派公共卫生委员会地方行政长官，并让该委员会全权负责相关事宜。领导者都是贵族，大多数是家族成员，委员会主席向公爵直接汇报工作。米兰的委员会中至少有一半是专业的医务人员，包括内科医生、外科医生和药剂师，其中不乏顶尖的医生。15 世纪中叶，以帕多瓦大学医学教授兼该市执政公爵的私人医生法拉利·德格拉多（Ferrari de Grado）为例，他便是委员会的其中一名顾问。在他任职期间，委员会成员组成如下：卫生行政长官，非医学专业的贵族；一位受过大学教育的内科医生；一位外科医生；一位书记员；一位兼职外科医生的理发师；两位骑手，主要工作职责是送信；三位侍从，作用更小，担任警卫人员；一位负责制作死亡率报表的官员；一位运货马车夫，推测是在平日负责搬运尸体，地方性流行病暴发期间会增加帮手；两位掘墓人，危机爆发时人员会相应增加。内科医生和外科医生的级别更高，薪酬也高出他人，但与马车夫、掘墓人一样都是市政当局的员工。委员会的最终控制权自始至终都掌握在外行人的手里。

对于所有的公共卫生委员会来讲，第一要务便是报告流行病的进展；第二项工作才是隔绝疾病，主要是通过实行检疫隔离达到目的。在鼠疫面前，隔离收效甚微。在中世纪，隔离的对象是人，而非昆虫或啮齿类动物，疾病传播理论的依据是传统的瘴气接触感染论。染病者及其随身物品和财产都要与健康人分隔开来，且一旦染病，行为、活动也要受到限制。感染区随即成为"禁区"，只有经公共卫生委员会特殊许可方可出入。出入证上标明了持证者的姓名、出生地和职业，并证明持证人体健。无论是谁，只要进入禁区就是在拿生命健康做赌注。禁令适用于外籍居民和异乡人，地方性流行病暴发期间，当地居民需持许可证方可在自己的城市内活动。

搭建好检疫隔离设施后，卫生委员会将会收集死亡率报表的相关信息。受到委任的卫生官员（通常是书记员）将登记因鼠疫身亡者的姓名、年龄和死因。制定报表的初衷是为了识别引发地方性流行的疾病病种，以更快地进行隔离。到15世纪末，卫生委员会已颇有成就，掌握的权力可与今天的公共卫生官员相比肩。在米兰和威尼斯，权责包括检查食品质量和销售，管控卫生体系、医院、葬礼、旅店、制药及药品销售。随着卫生官员权力越来越大，委员会受民众的欢迎程度随之降低。许多市民因受到诸多限制（包括行动受限，财物被没收等）而咬牙切齿。这一不满情绪，尤其是城市中较为有影响力者表达出的厌恶情绪，能帮助我们很好地解释为何大多数委员会官员必须是贵族阶级，只有他们能更好地抵御民众攻击。总体看来，民众以言语攻击为主，牢骚抱怨，满口粗话，有时事态也会向更糟的方向发展。一位米兰的委员会委员曾写道：

无知的愚民（对我们）破口大骂，某些有行医执照的内科医生根本不关心公共卫生，坚称根本不可能暴发瘟疫……长期在这种虚假观点的灌输下，民众开始恶意中伤(公共卫生官员)，若（我们）不慎走到繁华地带较为狭窄的街道里，（我们）便会遭到恶语脏话诋毁，有时还会被石头砸中。[43]

鉴于暴力事件时有发生，有关当局也做出了回应——允许卫生官员对作乱者处以罚款、拘留甚至严刑拷打。1504年，威尼斯首先将卫生官员享有的该权力写入法律。到16世纪中叶，几乎整个意大利都已开始实施类似法律。委员会警力将该权力用到何种地步完全取决于施暴者的行为。例如在1490年，威尼斯知名皮条客恶魔约翰（John the Devil）对该市公共卫生委员会恶语相向，反对隔离限制规定，称规定制约了卖淫事业，从而使他的利润大大缩水。卫生委员会官员将其逮捕归案，当众施以鞭刑，令其铐上枷锁绕城游行示众，之后再将其流放出境。相反，对于在社会上影响力较大的那群人，委员会并没有什么好办法。举例来说，佛罗伦萨委员会曾命令教堂停止一切公共教会服务，但在与神职人员爆发冲突后不得不双手投降。每当货物运输受阻或商品遭没收时，委员会又招惹了商人圈；只要被冒犯的商人势力足够大，往往都可最终赢得豁免权。因此究其本质而言，在中世纪晚期历史背景下，委员会的工作是否能起效完全取决于政府支持。如上所述，检疫隔离对抑制鼠疫地方性流行毫无用处，但确实改善了城镇的卫生条件，较好地控制了许多经水传播的疾病和肺部传染性疾病，最重要的是规范了专业医务人员的医疗活动。

在鼠疫消散后的历史时期，除了健康委员会的兴起，还出现了另一现象——鼠疫医生的产生，当然也可将其看作是健康委员会发展轨迹上的一部分。在西方社会关系更为错综复杂的地域，市议会或健康委员会开始专门招募市政内科医生或市政外科医生来治疗鼠疫患者。这一趋势始于意大利，后来传播到了法国、英国、荷兰和德国。该工作不仅难度系数颇高且风险较大，不是一份美差。更糟糕的是，治疗过鼠疫患者的医生在疫情消散后，自己也要接受长时间的检疫隔离。这些医生究竟是谁？怎么会有人愿意接手这项工作？他们中极少数是已功成名就的医生。通常来讲，干这行的都是没有能力自立门户的二流医生，或者是一些刚入行的年轻内科医生或是外科医生，来自农村的居多。

从1479年的这份合同当中便可瞥见当时年轻鼠疫医生的职业生涯，"伟大的帕维亚社区已与乔瓦尼·德范图拉（Giovanni de Ventura）医生达成一致，以期更好地治疗鼠疫患者"。[44] 德范图拉拥有大学学位，是一名已获得行医资质的内科医生，月薪30佛洛林，"在条件较优的地段配备住房"，享受各种生活支出补贴，预付现金，离职后还能拿两个月薪酬。德范图拉医生反过来要履行治疗所有鼠疫患者的义务，根据扩展协议，他要负责治疗所有传染性疾病的病患。这份协议谈不上称心如意，倒也能过得去。在当时的社会，一位熟练工假使能找到工作，年薪约为60佛洛林。相比起来，帕维亚市长年薪约为540佛洛林，大学讲师在200佛洛林上下，知名教授年薪可达1000佛洛林。对德范图拉来说，最大的动力不是工资，而是能因此获得公民权，进而未来在鼠疫医生工作期满后，也可以在市内建立收入更为丰厚的私人诊所。

总体来说，设立市政内科医生的观念已经过时。该观念可追溯到中世纪鼎盛时期，初衷是为穷人提供免费医疗服务，黑死病和鼠疫第二次世界性大流行促进了该观点的传播。黑死病同样也刺激了公共卫生委员会的建立。委员会起初是临时机构，但地方性流行病反复再燃使其最终被改设为永久性机构，并手握大权。到 15 世纪末，类似委员会在整个意大利的北部和中部都已屡见不鲜，某些小城镇，甚至是小乡村也建立起了自己的公共卫生委员会。该趋势以此为起点，开始向北欧和中欧的部分地区蔓延开来。我们已经对纽伦堡的卫生体系给予了高度赞扬；米兰也是如此，整个中世纪末期都保持了相对较低的死亡率，从此便可看出米兰公共卫生委员会事半功倍。

在鼠疫疫情消散后的这一历史时期，还观察到了另一医学现象——道义论或伦理学的兴起。该学科的发展可追溯到 14 世纪末。医疗从业者协会内部编撰的伦理规章特点十分鲜明，对医生的职业化行为下了明确定义。[45] 盖伊·德肖利亚克建议：

医生应彬彬有礼，大胆实践，小心危险，对错误诊断、错误操作深恶痛绝。对待患者和蔼可亲，对待同事仁慈善良，发挥聪明才智判断预后。应为人朴素，冷静，富有同情心，慈悲为怀。不应为人贪婪，一心只顾金钱利益。工资取决于其付出的劳动、患者的支付能力、治疗是否成功和医生自己的尊严。[46]

约翰·阿尔登表示赞同，并在自己的《瘘管论文集》中将德肖利亚克所言进行了拓展，对衣着举止提出了高标准：

衣着服装方面，要诚实坦率，切不可将自己打扮成街头艺人般的模样，必须从中体现出神职人员的风范。为什么？因为任何一个身着神职人员服装的审慎者皆可称为绅士。圣餐台前必须谦恭有礼，对坐在附近的宾客无不雅的言谈举止，多倾听，少发言……发言时尽量简明扼要，速战速决，尽可能在不用誓言的情况下有理有据说明态度。已说过的内容切勿重复，因为倘若发现其言语中有哪怕半句谎言，其行为都会遭到怀疑。[47]

另一位知名外科医生弗莱明·让·普尔曼（Fleming Jan Yperman）接着这个话题，尤其强调了医生与女性患者打交道时的注意事项。医生必须品德高尚，为人正直，且不应"开启无关治疗的任何话题；不应与女主人、主人之女或女佣闲谈，也不应斜眼视之。反之，医生将很快引来他人质疑，招致他人敌意。医生需与他人保持友好关系"。[48]

有关医生对待患者的态度，亨利·德蒙德维尔在他的《外科学》当中提出了如下建议：

若患者坚强勇敢，可用较为缓和的语言将注意事项转达给患者；若患者胆小懦弱或本心善良，则可完全保持沉默……外科医生还应向患者保证，若其能忍受疾病痛苦并遵照医嘱……则身体必将痊愈，远离当下笼罩他的一切危险；这样更有利于患者快速康复。[49]

阿尔登还讨论了医生的职业礼节：

医生最好有充分的理由拒绝听从他人（其他内科医生的）意见……有可能捏造伤势，或伴装生病，或编造类似其他借口。但倘若医生决定听从他人的医学意见，则双方一定要在事前立约……医生亲自看过患者之后，若他认为患者有康复的可能，则需将病情及可能发生的情况告知患者，防止治疗效果并不如医生所预期。[50]

除此以外，医疗从业者还需另外两大因素才能真正达到职业化。其一是外界支持，无论是来自国王、当地贵族、教会还是市议会的支持。能得到当局的认可，无论是医疗委员会还是医生本人都会底气更足。其二是个人收益：威望，对技艺和科学的控制感，自尊，不菲的收入。中世纪晚期的医务工作者，至少是内科医生、外科医生和药剂师在黑死病结束后都在经济水平上跻身精英阶层，与律师和富商平起平坐。乔叟《坎特伯雷故事集》中的内科医生也很好地展现了这一点：

然而出手谨慎，他是对的。
省下了金子，也免遭疫灾。
以金子入药，强身健体。
这样一来，他对金子的爱又多了几分。[51]

文中体现了医生追求安乐生活的态度，与乔叟同一时代的阿尔登在作品中也呈现了类似图景。后者建议说："询问完（患者的）健康状况后，（医生）应大胆地、或多或少地进一步发问（需收取相应费用），谨防提问过少，若获取信息过少，对整个医疗行业和当下的工作（医疗实践）均无益处。"[52] 阿尔登也同样认为：

> 内科医生应当且仅应当……为五类人提供医疗建议：(1)赤贫者，出于上帝之爱为其提供医疗建议……(2)自己的朋友，不指望从他们那里得到固定收入，或额定服务费用……(3)接受治疗后定会报以感恩之心者……(4)无心报答者，如庄园主及其亲属，宫廷大臣，法官及地方长官，律师，及所有无胆拒绝者……(5)事先支付全款医疗费用者。[53]

外科的崛起，医院的转型，公共卫生标准的完善，医学伦理学的进步，上述各方面发展都是医学职业化进程中的一步，而鼠疫的不断再燃在这之中起到了至关重要的作用。到16世纪之初，医学已经建立起了一套庞大而复杂的知识技术体系，只有经过漫长、精细的专业学习才能完全掌握其精髓。然而，现代医学仍未完全成熟。剩下最关键的一步是物理学成功应用到了医学科研当中。该过程始于16世纪，创始人是帕拉塞尔苏斯（Paracelsus）和维萨里（Vesalius）。这是科学改革这部巨著里的核心一章，也是16世纪物理学和化学学科发展进程中的一节。医学科研对物理学的运用直到 18 世纪才日臻成熟。但打基础的阶段却是 150 多年前，黑死病疫情结束之时。

第七章　疾病与中世纪欧洲的转型

　　若黑死病是中世纪末期发生的唯一一场瘟疫流行，其重要历史意义则将不复存在。人们记住的只会是一场严重的灾难，也仅此而已。人口恢复力极强，每一次都是如此，即便是损失惨重如黑死病，也没能给人类带来灭顶之灾。到1360年，整个欧洲的人口都开始触底反弹，逐渐恢复到鼠疫暴发前的水平。若一直保持14世纪50年代的高结婚率、高出生率和低死亡率状况，黑死病造成的人口损失到该世纪80年代即可完全被抹平，而欧洲部分地区将再次陷入生存危机的阵痛之中。到1361年，许多人都已将黑死病抛之脑后，日常生活的某些方面也得到了恢复。人们心理的变化造成了艺术风格和艺术模式的改变，两重变化本可以一直得到保持，三等级制度也将持续遭到深刻冲击。然而，社会和经济方面的诸多改变才刚刚开始，却也极有可能被扼杀在摇篮里。但这仅仅是理论上的可能。

　　1361年春，鼠疫第二次世界性大流行的第二场地方性流行（pestis secunda）在欧洲暴发。鼠疫是所有疾病中唯一一个能使死亡率　直居高不下的。马尔萨斯主义者认为，这是迄今为止最严重的"积极限制"，死亡率高到可以避免生存危机再次发生。而这场13世纪中叶的危机让整个欧洲深陷贫困。在此之后的14世纪和整个15世纪，鼠疫每隔几年便卷土重来一次，开启了人口缩减的时代，人口下降趋势也一直延续到了 16 世纪。人口损失带来的变化和影响甚至比黑死病所带来的更为深远。[1]

鼠疫第二次世界性大流行的第二次地方性流行在拉丁语中有两种表述：pestis secunda 和 pestis puerorum，后者意指大批年轻人因此丧命。此次疫情从 1361 年冬季一直持续到了次年春季。[2] 考虑到鼠疫耶尔森菌的病原学特征，其昆虫宿主和啮齿类动物宿主的生态学特征，我们对此次疫情的暴发不应感到惊讶。一旦鼠疫在某地区扎根，随着当地气候因素和自然因素的改变疾病自然会再燃。但中世纪的欧洲人并不理解这一点，鼠疫卷土重来仿若噩梦来袭。尽管腺鼠疫的严重程度无法与黑死病相比，但这第二次地方性流行仍旧是流行病历史上致命性最强的之一。包括盖伊·德肖利亚克在内的许多观察家均认为，疾病对特定人群尤为致命，其中便包括了年轻人（以出生于黑死病之前者尤甚）和拥有土地所有权的上层阶级。一位波兰的年代史编撰者称，死于这场疾病的只有贵族和孩子，这无疑有夸张的成分，却也给我们展现了一幅生动的图景。各行政历史记录中也出现了类似的报道。以英国为例，从土地所有者的死亡证明书，又称死亡验尸报告（Inquisitiones Post Mortem）中可知，贵族阶级的死亡率超过 25%，几乎与黑死病期间的死亡率齐平。[3] 死亡率数值最高的亚人群是有产精英和儿童，但社会其他阶层亦遭到了严重打击。在诺曼底，农村地区整体死亡率约为 20%；在比萨和皮斯托亚的城市地区，该数字同样差不离。薄伽丘表示，佛罗伦萨共计损失人口10万。彼特拉克也称，只有1万佛罗伦萨人幸免于难。[4] 很显然，两人的说法都言过其实，佛罗伦萨的死亡率大约在20%，除了黑死病以外，无论以哪个疾病作为参照，该数字都已高得惊人。

要准确计算第二次地方性流行病暴发期间的死亡率是件不可能完成的任务。与黑死病一样，史料保存得最为完好的国家是英国。因此，大部分研究也在那里得以完成。贵族阶级的队伍规模缩减近四分之一，与此同时，大巨头、大地主也损失了约五分之一的人数。纵观整个14世纪后半叶，圣爱德蒙兹伯里在1361—1362年的死亡率是任何其他年份的10倍有余。[5] 在约克大主教辖区，将近20%拿圣俸的神职人员撒手人寰。[6] 不同地区的死亡率水平有高有低，但据估计英国全国死亡率达到了20%，该估值也较为合理；这次地方性流行总共造成了10%～20%的欧洲人口损失。

鼠疫此次重返欧洲大陆，引起一片哗然，薄伽丘和彼特拉克二人的反应便是最好的例证。但更糟的仍在后面。此次地方性流行病再次确证鼠疫是有暴发周期的，正如第一章所述。在接下来的四个世纪里，这杀人于无形的疾病都将呈规律性的反复发作。1369年，第三次地方性流行（pestis tertia）暴发，让诸多观察家不再怀疑，鼠疫已成为他们生活坏境中的一部分。年代史编撰家开始实事求是地记录疫情。许多史料确实提到了1369年的这场灾难，但也仅限于此。[7] 此疫严重程度并不如从前，但死亡人数依然很可观。在英国，贵族阶级和神职人员的死亡率约为 13%。整片欧洲大陆的死亡率为 10%～15%。威廉·朗兰的《坝上农夫》也许就是在给子孙后代敲响警钟。作者在文中写道："在我们栖息之处飘落的雨滴，那便是疾病，便是使我们常常陷入忧伤的源头。"[8]

鼠疫第二次世界性大流行在 1369 年以后的最显著的特点并不是在某次地方性流行中造成极高的死亡率，而是反复再燃的频率。1369—1479 年，大城市的死亡率不管在哪次地方性流行中，暴发时都未曾超过 10%～15%，有的地区该数值甚至低至 5%。[9]但是疫情每五六年或 10～12 年便再燃一回，具体频率取决于当地昆虫和啮齿类动物所处的生态学条件和气候条件。再次以英国为例，1375 年鼠疫席卷全国；1379 年英国北部再次暴发疫情；1381—1382 年中部也遭攻陷；1383 年和 1387 年，东安格利亚、埃塞克斯和肯特均发生了一场流行；1390 年和 1399—1400 年，分别发生了严重的全国性流行，死亡率均超过了 10%。1405—1406 年，再次发生鼠疫全国性大流行，这是近 15 年来发生的第三起席卷全国的大疫。1410—1411 年间，英国西部和威尔士发生鼠疫灾害，一年后再次发生全国性大流行。时间仅仅过去两年，整个不列颠群岛都成了感染病区。1420 年，东安格利亚暴发鼠疫。1423 年，第五次全国性大流行来袭。1426 年，鼠疫在伦敦重燃气焰。1428—1429 年，再次暴发席卷全国的大流行。英国也许是整个欧洲疫情最严重的地区，但鼠疫在整个西欧的再燃频率和病原体毒力基本都保持在同一水平。连续几代人亲眼见证了两起、三起甚至更多地方性流行病，无论结婚率和出生率水平如何都无法对人口总数造成太多影响。人口每次刚刚恢复就又被打压下去。

1369—1430 年，形势尽管危急，但随后的 50 年更是有过之而无不及。此处再次以英国为例进行说明。15 世纪 30 年代，鼠疫再燃频率有所提高。1431 年，整个英国东部，从肯特郡北至林肯郡，西至汉普郡都被疾病攻陷。随后的 1433—1435 年，全国暴发大规模流行，病原体毒力不减。1434 年 11 月底气温陡然下降进一步推动了此次全国性大流行的进展，疫情由腺鼠疫演化为肺鼠疫。1437 年，伦敦、坎特伯雷、圣阿尔本兹、布里斯托、圣爱德蒙兹伯里均发生了鼠疫地方性流行。接下来的 1438—1439 年，全国性大流行再次来袭。也许还是因为寒秋，这次肆虐各地的是致死性更强的肺鼠疫菌株，15 世纪为数不多的那几次粮食歉收更是让死亡率数值雪上加霜。同时期东安格利亚的死亡率高达 12%；全国整体死亡率无法考证，粗略估计数值显示，两大省城的损失人口比例从每年的 3% 增至 30%。

1442—1459 年的 18 年间，英国部分地区经历了 11 次地方性流行，以伦敦的损失最为惨重，至少见证了 6 次地方性流行。1463—1465 年，整个帝国再次遭遇严重鼠疫流行，1467 年全国又一次沦陷。但所有这一切尤非只是为随后可怕的 15 世纪 70 年代做了铺垫。英国与欧洲大陆其他地区的贸易往来日益密切，或许这也引入了新的菌株，又或许是第一宿主和第二宿主的种群发生了变化。无论起因为何，1471 年，整个英国都陷入了鼠疫灾情之中。在东安格利亚，成人死亡率高达 20%。身在伦敦的诺福克人约翰·帕斯顿（John Paston）在家信里写道：

> 倘若在我们的亲朋里有人不幸离世，我祈祷着你们会写信告诉我。诺维奇和诺福克的许多街区有太多人逝去，令我感到害怕。我向你们保证，这是我在英国所见过的死亡人数最多的一次灾难。我发誓，我曾听在全国四处奔波的朝圣者说，全国上下，无论是骑马还是步行，无论是在哪个村镇、哪片街区，没人能逃过疾病的魔爪。[10]

1471 年的这场地方性流行持续时间并不算长，但毒力极强，可谓腺鼠疫造成灾难性打击的经典案例。流行暴发于 8 月末，高峰期贯穿整个 9 月和 10 月的第一周，那一个月的致死性高得惊人，紧接着的 11 月，随着第一场霜降而销声匿迹。英国在此期间共损失了 10%～15% 的人口。

15 世纪 70 年代中期，还发生了多起波及范围较为局限的鼠疫地方性流行，但都仅仅是 1479—1480 年大暴发的序曲。前后两个秋季之间，腺鼠疫和肺鼠疫菌株联手袭击整个不列颠。能够提供准确死亡率数据的地区称，该数值高达 20%，堪比 1361—1362 年的第二次世界性大流行中的第二次地方性流行。多方报道均对此次灾难表示了沉痛哀悼，甚至还吸引了基调庄重的《伦敦大事记》的关注，该报刊此前从未报道过任何一起鼠疫流行病。[11] 议会会议被迫推迟。1480 年从复活节至仲夏，皇阁一直处于解散状态。伦敦市政厅停止了一切活动，帕斯顿家族中至少有三名成员离开人世。

很多时候，英国的历史记录无论从质量上还是研究深度上都较欧洲大陆其他地区的更优，但后者的史料确实进一步证实了英国所经历的一切。在荷兰，出现地方性流行病暴发的时期和年份包括 1360—1362 年、1368—1369 年、1371—1372 年、1382—1384 年、1400—1401 年、1409 年、1420—1421 年、1438—1439 年、1450—1454 年、1456—1459 年、1466—1472 年、1481—1482 年、1487—1490 年和 1492—1494年。[12]诺曼底的鼠疫暴发频率大约与英格兰东部和荷兰相近，疫情每 4～12 年便死灰复燃一回，毒力特别强的流行出现在 14 世纪 90 年代，1440 年，15 世纪 50 年代和 70 年代。[13]康布雷也出现了类似的流行模式，15 世纪 30 年代和 50 年代是疫情最严重的 20 年。[14]1414—1439 年，巴黎共计遭到了八次鼠疫侵袭。1396—1437 年间，巴塞罗那共发生了 11 场地方性流行。[15]1391—1457 年，鼠疫四次造访伊比利亚半岛。15 世纪，鼠疫肆虐翁布里亚的佩鲁贾市长达 19 年。德国的汉堡、纽伦堡、科隆各自都至少经历了 10 次鼠疫打击。与英国经历相似，从欧洲大陆的疾病流行模式中可见，鼠疫每 20 年都要再燃两到三次，毒力足以使人口总数平稳保持在较低水平。据最可靠估计，1349—1450 年，欧洲人口减少了 60%～75%，农村地区尤甚。

14、15 两个世纪在历史上是独一无二的，不仅因为鼠疫，还有其他流行性疾病的首次出现和持续打击。天花（la petite verolé）一直是令人头疼的老大难，儿童易患慢性感染。15世纪40年代和60年代，西欧部分地区还暴发了地方性流行。[16] 绯红瘟疫是天花的别称。15世纪40年代，该疾病在法国北部卷走的生命比腺鼠疫还多。疟疾，又名寒战病，也在某些地区呈慢性流行。流行地区包括意大利中部、法国南部、西班牙和葡萄牙南部、低地国家、日德兰半岛大部、瑞典南部以及英国东部和南部。更为重要的传染病其实是伤寒。上述各个经水传播的疾病都与较差的卫生条件有关。尽管黑死病之后公共卫生改革如火如荼地进行着，但大部分城市地区卫生状况仍旧不容乐观。致死性最高的当数婴儿腹泻，疾病造成的脱水症状是婴儿的第一大死因。死亡率高达50%，与肠道痢疾（又称血痢）相近。[17] 痢疾病情也十分凶险，部队所受的打击尤为惨重，任何经过真枪实弹的交火地区均可发生。1411年，一场严重的痢疾地方性流行侵袭萨沃伊、法国、英国三地。1473年，病魔造访东安格利亚，三个月内造成15%～20%的成年男性丧命。1370—1470年，这个鼠疫地方性流行无处不在的年代，加上上述数种疾病，相当于每三至五年就要发生一次致死性重大传染病的流行。

实际上，我们应当从两个方面来理解鼠疫第二次世界性大流行造成的影响。第一，黑死病的即时效应令人咋舌，人口骤减三分之一，甚至半数。第二，后续地方性流行不断暴发，人口长期以来有减无增。一次地方性流行所造成的打击是不足以

给人类带来灭顶之灾的，从许多方面看，人口复原力都不容小
觑。但后续接连暴发的各种传染病流行，其效果加在一起要比
某一次的严重得多。近期学界有一种理论认为，中世纪末期社
会经济的分水岭不是1250年亦不是1348年，而是1374—1375
年地方性流行暴发期间。[18] 无论情况为何，我们都应再次强调，
黑死病消失后的一个多世纪以来，每20年便发生若干次的地
方性流行让人口长年无法回升。1430年欧洲的人口水平要比
1290年低50%～75%，当然这主要归咎于鼠疫世界性大流行。
15世纪50年代，某些地区开始出现人口正增长，另有地区到
了80年代才看到了该趋势，有的则一直等到了16世纪初才盼
来了人口增长的春天。大多数观察家一致认为，欧洲人口总量
直到16世纪中叶才恢复到13世纪时的水平。14世纪末和15
世纪，人口减少和人力资源短缺改变了西方历史行驶的车辙。

诸多变化当中，最基本的是欧洲经济改头换面。[19] 黑死
病造成许多人短期内纷纷迁离原来的住处。但真正引起长期
经济变化的却是人口不断减少。首先，也是最重要的一点，
因为疾病影响了整个欧洲80%的人口，土地的耕种形式与持
有形式必然发生改变。人口骤减使采邑制度最终瓦解，至少
西方世界是如此。数年前，学术界认为采邑制度一直持续到
了14世纪，最终因为黑死病的到来而分崩离析。事实并非如此。
13世纪末，该制度的缺陷已经昭然若揭。但黑死病及其后续
各次地方性流行病导致人口大大减少，加速了采邑制在欧洲
西部和中部大部分地区逐步走向灭亡。到了16世纪，已看不

到该制度的踪迹。

导致制度灭亡的若干原因列举如下。其中最重要的一点是农村地区的人口减少（一种被称为"Wüstungen"的状态）。尽管鼠疫在城市造成的死亡人数与农村地区损失的人口不相上下，前者有时甚至还高于后者，但城镇毕竟享有更多经济发展机遇。[20]无论疫情给城市人口带来了多么惨重的打击，总有农村人源源不断地涌入城市，弥补空缺。农村人口流入城市，加之疾病对农村地区带来的负面影响，农民极其短缺。最肥沃的耕地并未受到多少影响，但土质不佳的农田，尤其是 12 世纪和 13 世纪土地扩张时期新开垦出来的荒地，已不再适宜耕种。从许多方面来讲，这不失为一件好事。森林牧场得以恢复，过度种植也得到了停止。然而，许多村庄与休耕地一起遭到了废置，或直接"不复存在"。[21]1350—1500 年，英国共有 1300 个村庄惨遭遗弃，几乎全是新开垦地区。英国东部的布雷克兰便是一个不错的例证。1100 年以前，该地区气候干燥，土地沙化严重，几乎一片荒凉。但 1100—1349 年，在人口压力的驱动下，人们不得不在该地区建立聚居地，开荒拓土。到 15 世纪，潮流逆转。当地超过半数的村庄（28 座）完全遭弃。当时的人们也意识到了这一情况。15 世纪 70 年代游遍了英国西部的历史学界约翰·劳斯（John Rous）细数了 58 座消失的村庄，并称这只是冰山一角："倘若类似沃里克郡的打击同时也发生在我国的其他地区，则国难当头。当然，我清单里列举的村庄并不完全来自沃里克郡；还有格洛斯特郡和伍斯特郡，尽管数量较少,但距离沃里克郡都只有不到12英里的路程。"[22]

荷兰、法国、德国和东欧都出现了农村地区人口减少的"Wüstungen"状况。1300年,德国北部平原的图灵根共有179座村庄。到1500年,其中146座都遭到了废弃。受打击程度最严重的是欧洲东北部。德国东进运动(Drang nach Osten),指的是该国征服波美拉尼亚、普鲁士、波兰北部和利沃尼亚,并将其划为殖民地的过程。该运动的核心要义是直捣进入荷兰和德国西部的农村地区。部分农民向东迁徙,因为那里能提供更为优厚的土地所有条件。[23]然而,正如后文即将讨论的那样,西方世界的大部分农民在黑死病之后都不再受到土地耕种义务的束缚。因而,大多数农民在离家不远处即可开展农耕,背井离乡迁至别处者也越来越少,无论外界提供的条件多么诱人。德国农民停止迁徙一方面导致了农村遭弃,另一方面还使斯拉夫语言和文化在某些地区重新焕发生机。

"Wüstungen"给环境带来的变化或许才是最重要的。到1200年,几乎整个地中海盆地及德国北部大部分地区都成了耕地,乱砍滥伐致使森林大片丧失。本地野生的动物植物被家养的所取代,价值连城的草场也消失得无影无踪。随着人口减少,趋势逐渐得到反转。许多原始植被再度破土而出,被遗弃的耕地牧场又成了绿油油的森林。因为当时的房屋建筑和燃料均主要依靠木材,仅凭这一条就足以保障人民生活水平蒸蒸日上。古欧洲野牛(auroch)和高加索野牛等历史悠久的野生动物濒临灭绝,仅有几处与世隔绝的世外桃源还留有一部分。但其他物种纷纷回归大自然。狼群的出现可谓是野生动物生存状态的晴雨表。1300 年时，由于过度猎杀，只有远北地区、山区和俄国尚存狼的足迹。14 世纪和 15 世纪，形势得到改观。英法两国的年代史编撰者纷纷提到，城市里也发现了狼的踪影。15 世纪 20 年代，有人在巴黎郊区发现了漫步的狼群。[24] 鼠疫暴发前，欧洲的人口密度颇高，耕地面积巨大，极有可能像亚非两个大洲一样陷入贫穷的泥沼。黑死病成了扭转局势的关键。20 世纪我们在欧洲看到的森林，几乎无一例外都发源于中世纪晚期埋下的种子。

　　土地所有制也发生了深刻变化。[25] 人口减少几乎完全颠覆了欧洲西部的农奴制。这也是几个世纪以来，农民们第一次能够根据自己的心情喜好，根据持有土地的劳动条件自由地在各个庄园之间辗转。一位农民完全可以半夜出走，来到下一家庄园并受到新主的欢迎，因为当时的劳动力在市场上供不应求，物以稀为贵。凡是千方百计地想要留住工人的地主，必须为其提供较黑死病暴发前更好的土地劳作条件。到 14 世纪 60 年代，西欧大部分地区的地租水平已相当低廉。传统劳动服务和义务劳动随后不久便成了过去式，旧劳动服务被现金支付所取代。接着到了 15 世纪，许多其他劳动服务和"平凡义务"也遭到了废除，取而代之的是货币市场利率和永佃制度。实际上，尽管地主仍是土地所有者，或是替他们的主子管理土地的人，但必须雇用劳工，而不能再像习惯保有制度下一样，享受非自由身农民的劳动果实。农民可尽情耕种劳作，只需支付一笔租金即可。意大利和英国在 1400 年前后，完全用副本土地所有制这一新土地制度替代了农奴制和习惯保有制。法国和荷兰在 1450 年左右也实现了这一转变。到 1500 年，中欧大部分地区已完成这一转型。农民和地主各持有一份土地权属协议副本，副本土地所有制也正得名于此。在该制度下，地主和农民经过协商达成双方满意的商业协定，农民拥有土地使用权，而地主将得到固定的年收入。

农奴制并未完全销声匿迹。西欧部分地区及东欧大部分地区仍能看到该制度的存在，且这一趋势实际上是黑死病之后才新发展起来的。[26] 波兰、普鲁士和匈牙利是亚欧大陆谷物产量最高的地区；1350 年之后，上述地区逐步发展出了农业专业分工制度，也使它们充当欧洲的粮仓，荷兰和莱茵兰的人民也因此不再担心饿肚子。只有雇用廉价、非自由身的劳动力才能保持该产业持续获利，许多东欧地主不惜使用武力强迫农民进行耕种。东欧的农民们既投诉无门，又无处可逃，手里没有资源，也无法像西欧农民那样四处流转。人口减少对于他们而言可谓致命一击。因此，鼠疫第二次世界性大流行完全倾覆了整个欧洲土地所有制的本质。在西欧，大流行使农民恢复了自由身，经济富裕，成了莎士比亚时代的自耕农；在东欧，大流行带来了农奴制，让农民苦不堪言，该制度在某些地区甚至延续到了 19 世纪。

对西欧的地主阶级而言，新土地制度无疑是场噩梦。[27] 许多地主被迫放弃所有直接耕种的方式，将地产整租出去，靠收租回笼现金，很多人到最后都成了光头地主（没有土地实权的地主）。在那物价飙升的时代，尤其当持有土地的佃户拿到的都是长期土地权属协议的副本时，这无疑是灾难性的打击。但对锐意进取的地主们来说，这倒不一定是场灾难，新的土地集约型经济一定有出路。劳动成本高昂，粮食价格走低，使得小麦种植几乎走到了尽头。只有种植规模较大、耕地土质较为肥沃的地区尚保留着该产业，如英国中部和南部、法国中部，普鲁士和波兰。但是，农民还是有办法赚到钱。对于一个拥有大片土地的地主而言，畜牧业可替代种植业成为新的攫取利润的手段。原因有如下两点：第一，生活水平的提高意味着对肉类的需求与日俱增。绵羊尤为受欢迎，饲养只需一位牧羊人，外加几条狗进行看管，十分简便。绵羊只吃野草和灌木也能长得很好，无须饲料喂养。第二，羊肉相比之下更便于储存，在冷藏技术尚未被发明之前这是需要着重考虑的因素。有许多资料都证实了中东地区对羊肉和其他肉类的需求日益增长。[28]14世纪之初，黑死病来袭之前，叙利亚平均每人每天要摄取1154卡路里，包括45.6克蛋白质、196克碳水化合物和20克脂肪。到了15世纪中叶，每日卡路里摄取量增至1930，包括82克蛋白质、294克碳水化合物和超过45克脂肪。黑死病造访前，一个四口之家每个月要摄取近12千克羊肉；而黑死病结束之后，该数字飙升至30千克。

　　投身畜牧业还有另一个理由，背后的利润更诱人。动物身上可以用来致富的不仅仅是肉。牛皮可造革，羊毛可制成毛织品。后者的需求量尤其大，且每年都能产生新毛，与牛皮相比这是个巨大优势。整个欧洲所有有野心的地主都不再种植小麦，转而开始牧羊。这才有了那句英国名言——点石成金是羊蹄。

只有大片土地的所有者，通常是大地主才能大规模牧羊养牛。[29] 但还有其他的畜牧业从业形式，小产权所有者也能参与其中。乳品业在北欧地区广受欢迎。英国东部、荷兰和日德兰半岛等西欧低洼地区的农民们也开发出了一种耕种新技术。被水浸没的稻田里满是鱼群，鲤鱼最常见。一两年内，小池塘就会被抽干，再将鱼群捕捞上来，犹如新开垦出来的沃土，继而可直接用于种植。

欧洲小产权所有者当中还流行着另一种耕种方法，那便是专门种植某类经济作物。法国、意大利、西班牙及温度适宜的德国部分地区都开始了大规模的葡萄栽培。人们对葡萄酒的需求越来越大，足以见得生活水平蒸蒸日上。地中海盆地局部地区还开始种植糖类作物和各类水果。严寒使大部分水果无法在欧洲北部生存，新品种的苹果树和梨树纷纷在旧果园中出现。北欧还流行种植大麦、燕麦等某些谷类作物。大麦用来酿造麦芽酒和饮品新宠——啤酒，而燕麦则是数量越发庞大的家畜的饲料来源。专业化农产品中还包括部分工业原料作物，大多与欧洲主产业——纺织业相关。意大利和西班牙部分地区开展了桑蚕养殖。北欧尤其是德国，开始采集或种植大麻、亚麻、染料菘蓝、茜草、胭脂虫粉。与种植小麦一样，种植工业原料作物也需要耗费大量劳动力。但与前者不同的是，后者的市场定价一直居高不下。

土地所有权的变化加上农业经济的改变，对社会产生了剧烈震动。[30] 最富有的贵族阶级坐拥数百座庄园和数万英亩的土地，对他们来说，经济变化意味着收入下跌，三等级制度逐渐没落，军事技术必须顺势改变，除此以外，其掌握的特权并未受到太大影响。他们中大多数只是转而开始靠收地租为生，成了光头地主，自己也搬到了镇上或农村没有耕地的宅邸中居住。对于没那么富裕的地主阶层，他们只有几座庄园和数百英亩的土地，新经济形势于他们而言简直是场灾难。在那个遍地都是低价长期租赁、物价高昂、地租价格低迷的年代，或许绝大多数乡绅贵族都没有足够的土地以苟且偷生。摆在他们面前的只有两条路，要么躬耕，要么另谋生计。为部队效力、做神职人员、与富商成婚成了他们最主要的经济来源。拒绝适应新农耕经济形势者则身陷贫穷，最后也被剥夺了佩戴纹章来体现身份的资格。

走下坡路的途中还会偶遇地位不断攀升的农民。[31] 鼠疫消散后，迎来了富人和富庶农民（自耕农或富农）的历史时代。多个地区均出现了农民人均持有土地面积显著上升的趋势。以英国的雷德格雷夫庄园为例，1300 年，平均每位农民持有 12 英亩的土地。[32] 到 1400 年，农民人均持有土地面积为 20 英亩。1450 年，已超过 30 英亩。法国、德国、西班牙和波兰也呈现出相近的态势。与此同时，由于人口大量减少，只有最肥沃的土地仍继续保持耕种，大多数田地再次被闲置一旁，处于休耕状态。因此到了 15 世纪初期（也许时间更靠前），14 世纪之初出现的土地耗竭现象已宣告告终，种子产量这一指标的数据开始回升。以英国南部温彻斯特主教所持有的土地为例，1300年，小麦种子产量为 4.2 : 1。[33] 到 1350 年，升至 4.4 : 1；1400 年进一步增为 5 : 1。1300—1400 年间，大麦种子产量从 3.8 升至 4.3，燕麦则从 2.4 增为 3.8。当然，不是所有农民都能持有更大面积的土地。鼠疫结束后，也出现了粮食短缺和数次饥荒，但鲜有营养不良和生活困难的情况发生。人们的工资水平颇高，甚至连佃农、魔术师、农民工都能勉强度日。换作是1250—1347 年这一历史时期，是绝不可能的。

对于胸怀大志的农民来说，想要扩大耕种面积，种植适应多元化新市场的特殊作物绝非难事。我们有必要重申，任何一位农民，只要是对现状不满或对某庄园的土地分配不满，都可以随时走人，"另谋高就"，且下一家庄园绝对会张开怀抱表示欢迎。集成模式的改变是反映农民阶级新经济情况最好的晴雨表。[34] 黑死病来袭之前，欧洲还被笼罩在生存危机的阴影之中，只有儿子能有机会继承父业，通常为长子继承。到 15世纪，该制度发生了改变。大多数男性后裔都能分到部分家产。到该世纪中叶，女儿们常常也能分一杯羹。

鼠疫结束后这一历史时期，人口减少产生的影响不仅体现在农业所发生的变化之中，同样也体现在工业萌发出的新态势里。[35] 1450 年，欧洲工业总产量要低于 1300 年的水平。中世纪晚期的工业产出全靠人力，即便在黑死病之后，特定的市场一派蓬勃发展的景象，但人口骤减还是导致劳动力队伍缩减，生产力也随之下降。欧洲的一些传统工业领域，产量下跌惨状只能用"萧条"二字来描述，以荷兰部分地区、意大利北部和中部最为严重。[36] 许多学者都用产量的滑坡，尤其是佛兰德纺织业产量的下滑来证明 14 世纪和 15 世纪普遍的经济颓势。但这样的描述有待修正。鼠疫之后的佛兰德纺织业呈现出鼠疫暴发前欧洲工业的典型特征——为大众市场提供简单、不时髦、价格低廉的粗纺呢绒。其运营规模之大，好几个镇子都有超过一半的人是该行业的工人；像 20 世纪工厂工人一样，根据中世纪的规矩按时"打卡上下班"。

人口骤减摧毁了这门工业，大众市场不复存在。幸免于难的人又着急将自己的钱花出去，往往容易被设计复杂花哨的服饰所吸引。佛兰德经济衰败还受到了其他因素的影响。百年战争使商贸通路遭到大肆破坏，劳动力问题浮出水面，工人与管理层之间的关系又十分紧张。英国一直是佛兰德的传统羊毛货源，但 1400 年左右，英国方面的供应量开始逐渐下滑，而佛兰德的羊毛工人们未能找到另一稳定的货源，这或许是造成当地经济颓势最重要的影响因素。有的农民对新经济形势充耳不闻，坚持种植小麦。佛兰德的工业实际上与这些农民走的是一条路。

但到了中世纪晚期，新工业已羽翼丰满，走向成熟。[37] 以布拉班特和荷兰省为首的荷兰其他地区，嗅到了黑死病结束后消费者品位的变化,生产各式各样设计复杂的纺织品投其所好。高品质锦缎织品和亚麻制品的需求不断走高,后者做成的内衣大受青睐,风靡一时。德国南部开始生产亚麻制品和粗棉麻布制品。托斯卡纳区的工业是适应鼠疫结束后新形势的最佳典范之一。鼠疫来临前,该地区的呢绒织物产量仅居于佛兰德之后,位列次席;疫情消散后,托斯卡纳的生产商们也面临着同样的市场变化:传统供应商供不上货,劳动力缺乏的问题也逐渐显现。但意大利的工业至少在某种程度上也发生了变化。即便该国 1450 年的产件量不如 1300 年,但下滑趋势却比佛兰德来得平缓得多。锐意进取的托斯卡纳商人来到卡斯提尔和北非地区寻找羊毛,替代传统货源国英国。他们从英国买来粗布和半成品,还从佛兰德购入布料,之后再精加工、磨光、制成锦缎,产品质量经此一番得到了改善。有的托斯卡纳城镇还发展起了丝绸工业,将产品出口至欧洲其他地区和中东。在人口减少的时代背景下,工作灵活,以及面对大众品位的变化做出快速响应,才是成功的关键。

人口下降还直接推动了工业科技的进步。[38]1250—1500 年,是历史上创新成果最为突出的时期。黑死病暴发前的一些社会变化,包括 1347 年之后产生的另一些新特点均与鼠疫无关。对眼镜工艺的精雕细琢便是其中之一。从某种程度上讲,火药工业和钟表工业的发展也非鼠疫的作用结果。鼠疫结束后,人力资源短缺和新时间观念的出现才是两者蓬勃发展的推助力。欧洲人口低谷时期还出现了若干项其他的重要技术突破,其中最著名的是印刷术。人口减少与技术发展之间有着直接关系。举例来说，在英国、荷兰和法国，风车和水磨的价值在黑死病结束后翻了一番还有余。此外，纵观整片欧洲大陆和中东地区，鼠疫造成熟练工人短缺。培养一个泥瓦匠或者木匠需要付出长时间艰苦卓绝的努力，因此二者尤为匮乏。从工资水平中也可看出劳动力稀缺。在法国，调整通货膨胀后，两门手艺的师傅和熟练工在1500年拿到的薪酬都是两个世纪前的两倍。这使社会陷入困境。某些地区甚至出现工业衰退。

但在中世纪，短缺却是发明之母。人口减少使当时的社会十分重视能缩短工作时间，提高工作效率的新技术。水产捕捞业便是一例典范。[39]中世纪晚期，捕鱼业规模大，利润丰，因为鱼类是人们膳食中重要的蛋白质来源，尤其是大斋节（亦称"齐斋节"，自圣灰星期三开始至复活节前的40天，在此期间斋戒和忏悔）期间。黑死病尚未来临以前，渔民不得不在陆上腌制捕来的鱼（以保存食物）。但1380年左右，荷兰的渔民优化了船上的腌制、干燥和储存技术。这样一来，在海上的时间得以延长，也能驶入距离海岸更远的地方，捕捞量随之提高。采矿技术也得到了发展。许多专家学者一致认为，采矿冶金业在黑死病之后取得了长足发展，市场对制造枪支的纯金、金属需求量越来越大，在很大程度上刺激了产业进步。矿工数量迟迟未能恢复到鼠疫前的水平，与泥瓦匠和木匠一样，极其匮乏。从本质上讲，采矿业在需求量居高不下的大好形势下遭当头一棒。但在15世纪，水泵有了新发展，矿井可挖得更深。

有了轴承新技术，矿工们能下到更深的井中作业，安全性也较之前大有提高。

人口减少带来的经济变化还反映在贸易模式上。[40] 鼠疫暴发前，意大利往重了说是西方各条商贸大动脉的中心，往轻了说是德国北部汉萨联盟的中心。1300 年，欧洲的长途贸易线路主要围绕荷兰的各个城镇而建，大多贸易均受控于意大利人。他们拥有高超的经商技巧，稳定的金子货币，以威尼斯和佛罗伦萨作为自己的流通港。到 1500 年，形势开始生变。北方人发挥的作用越来越大，贸易不平衡导致南方资源消耗殆尽。这场转型的许多原因都与鼠疫世界性大流行关系不大，其中包括北方识字率的普遍提高，还包括北方商人从意大利历经 300 年发展起来的精细缜密的商业运营和银行业务体制中所吸收到的精华。

意大利的衰落也具有其政治意义。数百年以来，他们都是沟通西方与南亚奢侈品贸易的中间商，经营着价值连城的香料。他们在黎凡特及黑海沿岸建立起了一个个贸易殖民地，并要求当地的穆斯林统治者赋予自己商贸特权。但到了 14 世纪，奥斯曼土耳其人组成的这支强硬而好战的新兴伊斯兰队伍几乎完全控制了整个中东地区，并开始限制意大利中间商，最终目标是将其彻底清除。然而尽管过程艰辛，我们仍然不可对 16 世纪前的社会形成刻板印象，认为南方衰落，北方强盛。威尼斯仍是欧洲最富庶、最繁荣、人口最多的城市。北欧大部分地区，包括大多数汉萨城镇和佛兰德的村庄在内，经济一片萎靡。诚然，经济颓势在多地普遍存在，这让诸多学者都倾向于给中世纪晚期贴上"贸易萧条"和"工业萧条"的标签。

然而，"萧条"二字并无法准确地描绘欧洲的经济状况。一位声名显赫的经济历史学家对此做了较好的总结，"历史学家们以一种看接力赛的方式看待这段时期的经济演变，接力棒从一个城镇传到下一个城镇"。[41]15世纪末，汉萨城镇将自己在波罗的海腹地的垄断地位拱手让给英国商人和荷兰商人。[42]在荷兰，佛兰德的工业家和工人们以及意大利的商人和银行家们的作用越来越小，能用来通商的货物也所剩无几。13世纪及14世纪之初，佛兰德的布鲁日曾是欧洲最大的贸易中心。而如今，布鲁日威风不再，地位被布拉班特附近的安特卫普取代。德国的南方人将纽伦堡、奥格斯堡等各个城镇的商品运往阿尔卑斯山山区，生意越做越红火。这群德国商人野心极强，15世纪末，包括威尼斯在内的各大城市建起了数个贸易中心。尽管他们经营的商品货运量直到16世纪才赶超意大利人，但15世纪还是涌现出了大批荷兰商人和英国商人，冒险到地中海地区寻找商机。[43]到1500年，欧洲西北部已成为这片大陆新的经济中心。

大环境因素在此次经济转型中扮演了重要角色。气候引起了诸多变化。[44]举例来说，布鲁日、比萨和佛罗伦萨商贸衰落的一个重要原因便是河流淤泥充塞。这些河流恰好又是运输商品的必经之路。另一"自然环境"变化是原材料的沉积。北方曾是整个西方世界最富裕的地区，坐拥最肥沃的耕地和天赋异禀的原材料资源（如木材、铁矿、羊毛和食品）。中世纪鼎盛时期，这些资源被开发出来，却尚未耗竭。人口减少对于高质量耕地和林地等可再生资源来说，实际上是场恩惠。

相比之下，地中海盆地的原材料和自然资源便匮乏得多，降雨分布也极不平衡。因此，12 世纪和 13 世纪的大开垦运动使大部分地区的资源消耗殆尽，人口减少也未能挡住这一趋势。南方商人长期以来一靠自己的商业智慧，二靠经营技巧，三靠理财技能。但当北方商人也能熟练掌握上述三者时，南方人就少了一项必杀技。

鼠疫也是经济变化的直接导火索之一。人口锐减止住了市场持续扩大的上升势头，至少欧洲确实如此，不再继续开拓东北部和伊比利亚半岛的新市场。与此同时，鼠疫不断再燃给人们心理上造成的影响又催化了新市场的产生。人们手上有更多的可支配收入，也愿意消费，愿意把钱花在品质更高的奢侈品上。[45] 三等级制度的分崩瓦解使黑死病疫情消失后的社会更加物质化，物质化更能体现一个人的社会地位。鼠疫后的市场为锐意进取、适应能力强的商人们敞开了大门。英国冒险商人便是极佳的证据。冒险商人产生于 15 世纪，主要是来自伦敦和约克的绸缎商，他们主要出售布料和手头上任何可用以交易的物品，将货品装载上船，再运往欧洲大陆各个地方，向东最远能到普鲁士。这支冒险商人队伍取代了 14 世纪靠垄断羊毛贸易为生的订书钉商人（Merchants of the Staple）。后者往往扎根一处，有特定的一个经商区域（"订书钉"得名于此），经营一种特定的商品，流动性较低。在冒险商人创业精神的激励下，来自伊比利亚半岛、英国和荷兰的商人纷纷出来探寻新市场，在15—17世纪向全世界敞开了欧洲贸易的大门。在鼠疫结束后的这一历史时期里，很难用"衰败"完整概括欧洲的经济，整片大陆的情况并非如此。这其实是一个转型时期，在此期间，北欧在商贸上发挥着越发重要的作用，经济活动的中心也从原来的地中海逐步转移到了西北部。

人口减少也引起了建制上的改变和官僚政府的崛起。在这之中，黑死病及鼠疫第二次世界性大流行加速了始于12世纪和13世纪的一项社会变化。为了更好地理解这一点，我们应当从社会对教会势力的消除着眼。[46] 截至1200年，欧洲共有三类政府：男爵政府、皇家政府和帝国／基督教政府。1200年以前，男爵政府和帝国／基督教政府一直处于主导地位，但皇家政府也具有重要地位。13世纪进程中，随着三等级制度不断瓦解，当权者三阶层架构也跟着坍塌下来。其背后的主要原因是非神职官员队伍的日益庞大，直接威胁到神职官僚主义者的霸权地位。而神职官僚主义者自古典世界史终结后一直是政府的主导力量。此外在13世纪，随着世俗学校的建立和政府的不断扩大，越来越多的毕业生加入政府工作团队，许多本应加入神职人员队伍的年轻人转而成了非神职官员。而他们在走马上任前，极少有人腰缠万贯家产，大多数是靠政府发的工资维系生活。他们支持政府，成了政府的拥护者和宣传者。从稳步上升的税收中便可看出，皇家政府的收税效率要高于另外两种政府。种种迹象一致表明，即便没有经历鼠疫，世俗化进程依然会继续。

人口减少加速了社会对教会势力的消除。第一，黑死病面前人人平等，世俗者与教会官僚的死亡率不相上下。培养新的官员需要花费很长时间，各级政府的发展步伐至少落后了20年。但是，非神职官员的数量似乎增长得更快，也许是因为世俗政府能更好地调用资源，使官员培训重回正轨。世俗学校的恢复速度也比教会学校的快。在英国的圣爱德蒙兹伯里，镇上的三所学校在鼠疫期间统统关门。经营文法学校和音乐学校的普通市民在1351年前便设法重新开班进行授课，但教会当局直到1355年才重启教会学校的教学工作。大多数皇家政府的官僚都是从类似圣爱德蒙兹伯里的世俗学校里毕业的，到1500年，他们已成为一支能自我延续发展的阶级。英国的莫雷斯（Mores）家族便是一例很好的证明。他们被后来的观察家们称为"穿长袍的贵族"，以示与传统意义上拥有特权和土地的"佩剑的贵族"的区别。正如旧贵族凭借自己的血统享受着至高无上的地位一样，官僚主义者这支新贵族也要依靠能享受的服务来证明自己。

新官僚中许多都是律师出身。[47] 和医生一样，律师也是中世纪末期发展起来的精英职业。实际上，他们的作用甚至比医生还要重要。14世纪末至整个15世纪，律师们基于对皇权和皇家政府的研究，发展出了国家理论学说。国家有固定而确定的边界，不像鼠疫来临前的欧洲，影响范围无边无际。

主权国家能在被划定的范围内发号施令和执行正义，尤其要在范围内征收维持官僚体制的税务，这也是一个统治者所享有的最重要的两项特权。在这一框架下，没有任何权威能凌驾于主权国家之上。中世纪社会，无论是通信方式还是交通方式都极其有限，英国、法国及伊比利亚半岛大部分地区都是受某个国家的国王统治，而非男爵或凌驾于一切之上的神职权威抑或是帝国权威。

第二，黑死病使三类政府均陷入崩溃状态，至少在一段时间内无法运作。[48]这意味着任何一个能够迅速恢复的主权国家都有机会将权力之爪伸入新领域。而快速恢复反过来又取决于政府手中所掌握的资源及可调配的资源，尤其是其税基和税收手段。起初，鼠疫连同14世纪的其他天灾人祸削弱了皇权，地方男爵势力有机会趁机崛起。但鼠疫疫情消散后的这一历史时期内，新兴男爵势力却完全不是12世纪和13世纪之初时的样貌。三等级制度分崩离析，贵族经济势力和军事势力春光不再，即使是面对新机遇，贵族们也施展不开拳脚。

第三，贵族之间关系的本质也慢慢发生变化。那不是一种"封建的"联结，不是一种夹杂着个人效忠誓言、财产持有契约和发誓在军事上相互依存的联结，有着清晰的阶级内的等级、阶层分化和秩序。至少在英国和法国，这种关系的本质演变成了（有人也许会说这是一种退化）一种名为"变态封建主义"的所有权关系。在这一制度下，每位贵族周围都会聚集一圈类似委托人的家臣，相互之间靠每年的薪酬支付维持关系，而不再靠传统的财产遗赠。在这种关系里，哪个地主拥有的可动用的现金资源最多，便掌握着最大的权力。最终，无论短期内要经历多少挫折，无论鼠疫对税收造成了多大的影响，国王所拥有的资源都要比势力最强大的男爵多。

第四，黑死病还推动了中央皇家政府的崛起，因为疾病不仅改变了欧洲的经济格局，还改变了其税基。在一个基本法律等级制度和官僚制度双双分崩离析的社会，开展税收工作可谓举步维艰。此外，尽管人均收入在 14 世纪末期出现上升势头，但达到起征点的人数仍然较少。鼠疫暴发前便设定好的旧税率并不能随随便便提高。当有关方面做出调整，采取行动积极征税，收到的反响几乎都是民众抗议，暴动骚乱，正如英国 1381 年爆发的起义一样。这意味着在整个 14 世纪，各个政府的根基都受到了动摇。有的政府被彻底推翻，有的则挺了过来，还有的在摇摇欲坠中被新形式的政府所取代。

从锡耶纳、圣爱德蒙兹伯里和法兰西王国的这三大案例中，可见社会上各种不同的反响。[49] 锡耶纳在黑死病期间损失了超过半数人口，官僚政府也因此遭到重创。该市最重要的两大地方行政官管辖区——贝切纳和加贝尔极其缺乏有经验的熟练工，因此不得不招募世俗者加入工作团队，这也是历史上第一次出现神职人员以外的人参与地方行政官工作，也从侧面再次证明了社会正在努力消除教会势力。因此一旦恢复了社会秩序，锡耶纳的第一要务是敦促财政收入重回正轨，这样才能负担得起官员、军人和其他公务人员的工资，这些群体的薪资水平已达到历史最高水平。当局响应迅速，工作收效极佳。首先，他们对市区内居民和受锡耶纳管辖的周边农村地区（contado）居民进行广泛征税，尽可能增加纳税人人数。其次，他们新设立了"盐税"（gabelle），直接对居民用盐征税。两大举措均大获成功，到14世纪60年代，锡耶纳政局稳定，几乎已经恢复到了黑死病来袭前的局面。

但事情不会一帆风顺。尽管涉及生活方方面面的税务让锡耶纳暂时处于收支平衡状态，但苛捐杂税给社会的经济都带来了负面影响。锡耶纳的高工资水平，前景光明的就业机遇以及多元化的娱乐消遣方式深深吸引着周边农村地区的农民们。农民纷纷从乡镇迁徙至城市，加上粮食价格持续走低，农业经济一蹶不振，农村地区人口总数进一步下跌。一位锡耶纳的年代史编撰者称："无论是耕地的雇佣工人，还是长期务农的农民和果园工人，他们的劳动遭到大肆压榨和剥削，工资亦是如此，因此纷纷将耕地果园弃置一旁，这样一来便彻底摧毁了养育锡耶纳居民的农田。"[50]

当局官员向农村郊区征收税款，此举实则彻底毁灭了该地区。官员们还尝试其他办法来填平开销，但鼠疫给税基造成了摧毁性打击，在疫情消散后他们只能偏离原先设定好的轨迹。未立遗嘱便撒手人寰者，其财产被官员们充了公。除了"盐税"，当局还新设立了多个税收款项。14世纪末期，上述所有措施均被证明收效甚微，锡耶纳的官员们一计不成又生一计，开始伪造技术性细则，强制征收寡妇和孤儿的财产。

该市新的经济体制和税收体制还带来了其他社会变化。暴力事件发生率和犯罪率向上攀升。大部分地区在犯罪率走高的同时还伴随着三等级制度的不断瓦解。但锡耶纳的犯罪特征有自己的独特之处。许多罪犯都是从乡村迁至城市的农民，面对新环境油然而生的无家可归感成了犯罪的诱发因素。在少数案件中，农民被更精于世故的城里人占了便宜；其他案件里，农民们仅仅是对陌生的城市环境沮丧地猛烈抨击。社会局势紧张的背后还有其他的原因。一些心气很高的农民在城里赚得盆满钵满，试图进入锡耶纳统治阶级的圈子。1348—1350年，老寡头们制定并颁布了四项薪酬控制法和禁奢法，以此作为对他们的回应。法律最终宣告破产。许多暴发户掌握了政治势力。14世纪70年代，他们开始了复仇之路。其中一例便是实施法律，结束了老寡头们对银行的垄断。总体看来，锡耶纳的经济金融在14世纪末期经历了跌宕起伏的考验，在中世纪晚期逐渐走向衰落。鼠疫干扰了政府的正常运转，沉重打击了税基。该市统治阶级迅速响应，新设立了多条税务款项，在短时间内得到了暂时的喘息。但从长远来看，苛捐杂税使农村地区贫穷不堪，重创了整个农村经济。对于像锡耶纳一样的这么个小地方，黑死病外加疾病引起的财政告急足以完全毁掉整座城市。到1370年，锡耶纳的黄金时代已经翻篇。1430年以后，属于佛罗伦萨的时代拉开序幕。

当对象是包括法兰西王国在内的规模较大的地区，鼠疫、税收和政府发展带来的影响则大相径庭。黑死病来临以前，那场始于 13 世纪中叶的生存危机以及英法百年战争让法国被各种财政问题重重包围。1346 年，法国军在克雷西惨遭重创，堪称奇耻大辱。翌年，法国代表大会——三级会议如期召开，会议提出要设立新税种，支持压力越来越大的战争预算。1348 年 3 月的大征税是法国历史上税款最高、覆盖面最广的一次。但当时，黑死病已经席卷整个王国。第三章和第四章已经讨论了法兰西王国面临的窘境。正如佩罗瓦（Perroy）所述，在鼠疫的重压之下，"法国可用以征税的物质恰如阳光下的积雪"。[51] 在此之后的至少 50 年里，税基一蹶不振。

纵观法国的各个城镇和省份，都可看到人口减少、税基缩减和政府演进三者之间的紧密关系。佩皮尼昂在黑死病中损失惨重。[52] 若市收记录资料可靠，那么富裕的中午男性是死亡率最高的亚人群，他们的纳税税款也是全市各人群中占比最高的。此外，大多数负责征收税款、记录税收情况的抄写员和书记员也属于该人群。佩皮尼昂与法国大部分地区一样，曾经推动政府官僚的燃料——税收几乎已走到了尽头。皇阁更是放大了该市的问题。超过三分之一的书记员在黑死病暴发期间丧命，即便有税收收入也少有人承担会计工作。负责为地方政府收税的市政最高法院也面临着类似的混乱情况。诺曼底、朗格多克、图卢兹、卡奥尔等地，由于死亡率过高，最高法院这一机构直接被取消。[53] 各项研究还探讨了鼠疫对蒙彼利埃和马赛税收的影响。1348 年年初，蒙彼利埃统治者承诺国王，将向军队拨款 6000 英镑。接着，黑死病来袭，肆虐整座城市，税基遭到沉重打击，税收体制和税款登记体制几乎荡然无存。马赛的情况十分相似。1349 年 1 月，死亡率过高，致使国君下令，所有城市居民不用缴纳任何税务。

在锡耶纳这个小的主权实体里，税基遭毁可谓致命，直接导致独立主权丧失。而法兰西相较之下是一个较大的主权实体，税基动摇后所造成的影响是不一样的。一方面，中央集团和地方集团的发展脚步停滞严重。这些集团在 14 世纪初期随着税收上升而逐步发展起来，首要目标便是盈利。若税收补贴能一直像 1347—1348 年一般，最高法院及其他地方当局的影响力也将得到持续扩大。但鼠疫熄灭了这一趋势的火苗。另一方面，这一切对法国君主也造成了不一样的影响。黑死病大大伤害了皇家政府势力，腓力六世国王因此去世。正如约翰·海勒曼（John Henneman）所写："快乐距离他的统治极其遥远，黑死病对他而言是最大的不幸。"[54] 但这仅仅是暂时的挫折。法国王权有夯实的基础，且资源颇丰；鼠疫和百年战争都给财政收入带来了阵痛，但战争胜利的天平很快就将倒向法国。与最高法院、地方集团或任何一个男爵相比，法兰西国王更容易从鼠疫留下的一片狼藉中恢复过来。因此到了 15 世纪中叶，与地方集团和任何个人相比，国王势力之强大已达到历史巅峰水平。总体来看，人口减少帮助了那些手握资源的政府公务人员，面对新的经济形势他们有能力快速响应。

最后一个关于欧洲的例子是圣爱德蒙兹伯里市政权力的壮大过程。[55]14 世纪之初，伯里的政治和经济都掌握在圣爱德蒙兹伯里本笃会修道院手中，这也是整个基督教世界最富庶的修道院之一。虽然这里是繁华的中心市场，但主要成就都要归功于修道院。世俗精英阶层拥有的自主权少得可怜。他们对此极为不满，也曾发动数次起义，但每一次，背后有国王支持的修道院都能成功镇压叛乱分子，所有古老的特权都完好无损地保留了下来。

黑死病的到来改变了这一切。圣爱德蒙兹伯里损失了近一半人口，整座城市赖以生存的贸易往来中断。到14世纪70年代，圣爱德蒙兹伯里的商贸网络恢复如初，以羊毛布料为特色。这种商品在鼠疫消散后的西方世界十分流行。城里人的生活水平超越了以往所有历史时期。到16世纪之初，他们中有的甚至挤进了英国富豪榜单。然而，修道院的命运车轮却驶向了另外一个方向。因为财富来源完全依靠土地财产、农产品和地租，其管理方式十分刻板，拒绝向土地密集型经济或经济作物种植转型，坚持墨守成规耕种小麦。在人口减少造成的新经济态势面前，这样的固执是极其危险的。因此，圣爱德蒙兹伯里城越来越富，修道院则越发贫穷。到15世纪末，后者不得不变卖部分财产，维持偿债能力。

城里人继续努力着，争取与自己经济实力相当的政治势力。1381年，他们再次揭竿而起，正如黑死病来临之前的起义一样。但修道院又一次仗着国王的支持成功镇压叛军。但那年之后，城市中的精英阶层改变了战术，转而开始利用自己的经济力量。他们不断地将修道院告上法庭，雇用大批伦敦律师来为自己辩护。与此同时，他们知道国王一直处于钱不够用的状态，便主动登门拜访，为自己买来各种特权和豁免权。此举十分奏效。黑死病来袭前，修道院掌管着人们政治生活和经济生活的方方面面。而到了 15 世纪末，修道院几乎完全没了分量。

黑死病给信奉伊斯兰教及信奉基督教的地区都带来了诸多政治变化和制度变化。[56] 在埃及，死亡率最高的要数统治精英阶层——马穆鲁克（Mamlūks）。马穆鲁克阶层的本质问题本就有待考证。他们是奴隶的后裔，主要来自黑海东北部沿岸的切尔克西亚。源源不断地供应新奴隶，对于保证这一阶层的总人数至关重要。蓝眼睛白皮肤的切尔克西亚人在整个伊斯兰世界独树一帜，但鼠疫过后人口骤减，他们也几乎遭遇灭顶之灾。加上该族群人口的生物学自然耗损（这几乎是所有亚欧政治精英阶层的共同遭遇），马穆鲁克日渐没落。最终，他们成了新一波突厥-奥斯曼帝国的猎物，后者在 16 世纪初期征服埃及。[57] 奥斯曼帝国不像马穆鲁克对精英阶层有明确的划分和定义，功成名就者都有机会成为领袖。然而，他们也没能躲过人口减少带来的影响。14 世纪初，土耳其人穿越小亚细亚，进驻巴尔干半岛地区，利用拜占庭帝国和塞尔维亚各国的弱点攻占了欧洲东南大部分地区。但鼠疫却大大削弱了奥斯曼帝国的实力。他们确实征服了巴尔干半岛的民族，但因为人员不够，无法担任该地区的统治者。他们成为穆斯林贵族，统治支配基督教徒中地位较低者。阿尔巴尼亚人是个例外。奥斯曼帝国的欧洲统治版图里，少有民族像阿尔巴尼亚人一样大批改变宗教信仰，转信伊斯兰教。著名鼠疫和草原民族作家麦克尼尔认为，大批人群改变信仰实际上反倒使基督教在巴尔干半岛幸存下来，并促进了该地区最终成功重夺王位。[58]

　　麦克尼尔深入分析了鼠疫对政治造成的负面影响。在他和其他一些专家看来，鼠疫第二次世界性大流行起源于大草原地区，毒力最强的菌株也在大草原。麦克尼尔认为，大流行给中亚的游牧民族带来致命一击，结束了游牧民族对欧洲、中东、印度和中国长达数千年的侵略与征服史。相比之下，在草原边缘定居下来的人们能更快地从黑死病的打击中恢复过来，鼠疫接下来的地方性流行对该地区的打击程度也较轻。这些"定居者"逐步反转了被征服的历史进程，开始侵蚀进攻大草原。在麦克尼尔看来，黑死病几乎导致"整个草原社会分崩离析"。[59]

　　到13世纪，欧洲大部分地区民事政府和皇家政府的权力都压过了男爵政府和帝国政府。14世纪爆发的一系列自然灾害，其中最臭名昭著便是鼠疫。接二连三的天灾使欧洲深陷财政危机。在某些地区，短时间内出现了男爵复兴的现象。但鼠疫第二次世界性大流行打破了欧洲的经济平衡。土地是贵族的主要经济力量源泉，缩水却相当严重。贸易和工业产值尽管在绝对值上依然不足称道，但占欧洲总财富的比例却越来越大，可为皇室所用，成为税收来源。世俗教育发展势头良好，培养了大批愿意为政府服务的非神职人员，尤其是律师和书记员。人口大量减少的新形势为中央集权官僚体制的发展创造了有利条件，这也是现代社会成熟政府的前身。

鼠疫第二次世界性大流行也影响了欧洲的文化发展和学术发展。前文中已经详细讨论了其对美术的影响；哲学界、教育界也发生了诸多重要变化，对理性思维的偏离便是其中一例。该趋势早年就有，却因大流行进一步加深。[60]1277年，经过半个世纪的激烈争论后，欧洲高等教育第一学府——巴黎大学将亚里士多德以及伊斯兰教评论家的著作，连同许多欧洲翻译的作品一并从教学大纲中清除。在神学中强调理性，或将信仰与理性结合起来的所有学者及其著作都遭到了谴责和批评，其中就包括欧洲大多数最伟大的思想家，托马斯·阿奎那（Thomas Aquinas）也未能幸免。少数地区仍坚持学习和研究亚里士多德的作品，但大多数高校只教授"右翼"知识分子的论文文章，尤其是保守派方济各会修道士的作品。代表人物有波纳文图拉（Bonaventura），他推崇信仰的重要性、哲学的启示和神学。1277年以后，大多数重要思想家又回到枯燥乏味的怀疑论怪圈之中，怀疑人类根本没有能力理解神学，哪怕是神学的皮毛。[61]中世纪末期三位最伟大的思想家继承了怀疑论的衣钵，他们是约翰·邓斯·司各脱、奥卡姆的威廉和加布里尔·比尔（Gabriel Biel）。继而整个欧洲的知识分子学界在鼠疫尚未来临之前已经开始走下坡路，也加快了"远离知识"的步伐。

远离知识体现在许多方面。其中之一是某些知识分子开始宣扬千禧年主义。[62]千禧年主义在第四章中已有所讨论，指的是相信世界末日即将到来，距离天国已经不远。中世纪的千禧年主义从某种程度上说与鞭笞苦修派有着千丝万缕的关联，但大体上看，两者是完全独立的。究其本质，是多数学者和神父在清醒时明确表示要远离理性。诸多千禧年信奉者将基督再临与 1277 年之后占据大学课程半壁江山的保守知识分子运动联系在一起，与对信仰、苦修、启示的需要联系在一起。约翰·鲁佩西萨（John Rupecissa）的《隐秘之书》很好地印证了这一点。该书于 1349 年 11 月完稿，讲述了如何用千禧年主义看未来。1370 年，耶稣将再次降临，所有反基督者将万劫不复，充满幸福的新世界由此诞生；2370 年，第二个千禧年轮回之后，审判日终将到来，天堂将降临人间。鲁佩西萨的观点实际上是较为乐观的，却试图解释形而上学，更为致命的是，没有任何理性基础便要试图解释认识论。

黑死病对欧洲学界的打击方式还有很多种。[63] 尽管资产阶级受教育水平有所提高，但神职人员仍然是社会中文化程度最高的，其死亡率不亚于凡夫俗子，甚至较后者更高。1348 年 5—8 月，至少有 28% 的红衣主教、25 位大主教和 207 位主教相继离开人世。这些教会贵族是知识分子学界最慷慨的赞助者；他们中大量人员的离世使这一重要赞助来源中断。除此以外，黑死病还带走了欧洲许多大学者、大思想家的生命，其中就包括著名数学家伯纳德·巴利安（Bernrd Barleian）和托马斯·布雷德沃丁（Thomas Bradwardine），历史学家乔瓦尼·维拉尼以及哲学家兼神学家奥卡姆的威廉。欧洲高校共有四分之一至三分之一的教师在疫情中身亡。大学体制自 12 世纪以来一直在稳步发展，而这样的损失足以造成整个体制分崩瓦解。1349

年，欧洲共有大学 30 所；1360 年，剩下 25 所；1400 年，仅剩 10 所。[64] 人口骤减使实际学生人数和潜在学生人数双双减少，教士人数亦是如此。到 1349 年，获得学士学位的人过少，牧师行业后继无人，附近诺维奇的主教不得不开始行动，最后促成三一学院成立。基于同样的原因，1349 年，剑桥大学成立冈维尔学院。牛津大学分别于 1349 年和 1352 年成立了圣体学院和新学院。[65]

英国以外的其他地方，问题同样层出不穷。阿维尼翁大学运营不力，1361 年，学校学生向教皇英诺森六世（Pope Innocent VI）递交了请愿书：

> 圣父，您辖区内的阿维尼翁大学已无法开设任何课程，原因在于鼠疫医生和有从业资格者（拥有教皇颁发的某一行业的从业许可证；信中多指教师）、学士和普通学生接二连三离人世。辖区内还有些疫病幸存者，他们不舍昼夜地汲取神圣的教规知识，战争肆虐断了他们的求学之路。还有的人因为在与拿圣俸者的竞争中败下阵来，有的是因为被贫困压弯了腰，不得不为了自己也为了他人，重新拿起书本，攀登自己本应达到的高度。[66]

所有史学家一致同意，黑死病影响了中世纪高等教育的发展。但究竟产生了何种影响，学界仍存在争执。"二战"前一种比较流行的理论认为，人口骤减是一场不折不扣的灾难，各大高校直到16世纪才从打击中完全恢复过来。影响之一是促进了不以大学教育为依托的文化的兴起，意大利人文主义便是一例。近期研究对该观点进行了修正。一些史学家现在认为，专家学者的死亡率显著低于其他人群。[67]牛津大学的研究成果最杰出，学校将大学教职和学生的幸存者名单较为完整地保存了下来。来自神学院的数据显示，其患病率低于剑桥大学，低于欧洲大陆绝大多数高校。有5%～10%的教职和约30%的学生不幸逝世，数据并不包括鼠疫期间选择逃离当地的那部分人。黑死病疫情消散后，牛津大学仍然存在较大的人才缺口；尽管招生工作几年来都不太顺利，但14世纪中叶时基本恢复。虽然英国人口总数仍在下滑，但14世纪末和15世纪的大部分时间里，该校招生未再受阻。14世纪60年代，音乐学校和文法学校的学生人数出现了短暂的上升，两类中等教育学校的毕业生均可升入大学。

尽管牛津大学和英国高等教育学府的死亡率相对较低，恢复速度也相对较快，但这并不意味着他们在疫情中毫发无损。在牛津，包括托马斯·布雷德沃丁、理查德·罗尔（Richard Rolle）和约翰·贝肯索普（John Baconthorp）在内的一些顶尖教师不幸逝世。[68]墨顿学院的教师们开始设立实验物理学专业；初期阶段，他们提出的有关运动和动量的新理论均基本正确。但数名关键理论家丧生，继承他们工作的研究人员的水平又无法与之同日而语，墨顿学院的新专业前功尽弃。

熟练科研人员、理论家和教师均十分缺乏，这对宗教教育来说无疑是场灾难。[69] 为了填补教职空白，保障学校招生人数，教会当局经商议决定开设新专业，专门培养新的神职人员。因此，最有能力的神父们（通常是来自小学和中学的教师）都被大学吸引。这样一来，水平有限、未经过专门训练甚至不具备授课能力的教师们成了他们的接班人。造成的结果是，大学前教育质量明显滑坡。最晚到 1400 年时，许多大学新生经过的专门训练并不充分，且已不具备用拉丁语写作、交谈的能力。这反过来又造成中世纪晚期经院哲学后继无人的窘境，加速学科消亡。

教师人才被吸引至大学还引发了其他后果；其中最重要的一条便是各地使用本地语浪潮的兴起。[70] 在英国，自 11 世纪以来，拉丁语和法语一直是文化符号和政府官方用语。1353 年，英语被定为伦敦治安官法庭的官方用语。1362 年，所有高等法院都将英语指定为官方用语。一年后，国王的财政大臣在议会上用英文做了演讲。1385 年，当年最著名的校长约翰·特雷维索（John Trevisa）发言称："现如今，（英国的）男孩子们只知道脚跟用法语怎么说了。"

黑死病和其第二次世界性大流行不仅深刻改变了经济社会和政治体制，对教育及学界也产生了同样深远的影响。许多技艺娴熟、经受过高层次训练的专才都没躲过疫情肆虐，他们的地位也无人可以取代。举例来说，鼠疫杀死了欧洲大部分高级泥瓦匠师傅，建造大教堂、大城堡和市政厅等精细活全靠他们。[71] 幸存者过少，培训出的新人也不足以填补工匠缺口。鼠疫来袭前，哥特式建筑极具特色。现在能参与此类复杂建筑建造的人更是少之又少。因此，建筑标准明显不如从前，直到15世纪末才逐渐恢复。

在评估鼠疫第二次世界性大流行的长远效应时必须小心谨慎，谨防出现类似"后见之明"的观点，即在明确欧洲15世纪末现状及问题的基础上，向前推论，假定一切都应归咎于人口骤减。并不是发生在14世纪和15世纪的所有重要变化都能归因于鼠疫第二次世界性大流行。即便没有暴发此次大流行，诸多改变依旧会发生，尤其是政府方面。但改变的轨迹也许会有所不同，变化最终成形也需要一段更长的时间。因此，黑死病及中世纪末期的多次鼠疫地方性流行对加速变化落地生根起到了关键作用。

15世纪末，第二次大流行发展到了病原学转折点，欧洲开始迈入疾病新纪元。[72]1478—1480年；一场鼠疫地方性流行席卷整个欧洲大陆。这是中世纪晚期所有流行病中灾情最严重的其中之一。也是自1361—1362年鼠疫第二次世界性大流行的第二次地方性流行病以来最严重的一次。据英国、荷兰和法国的数据显示，至少15%的国民在疾病中丧生。但灾情过后，将鼠疫耶尔森菌传播给人群的重要昆虫及啮齿类动物宿主发生重大变化，两次地方性流行之间的间隔时间得以延长。以不列颠群岛为例，1480年之后近20年内未发生一起鼠疫地方性流行病。鼠疫并没有销声匿迹。1499年，1509—1510年、1516—1517年以及1527—1530年间，疾病屡屡侵略英国各地。[73]此外，上述发生在16世纪之初的数起地方性流行，其病原菌毒力堪比15世纪最严重鼠疫暴发时的水平，只是暴发频率有所放缓。不再有任何一个20年内，发生三起、四起甚至五起地方性流行。各地在两次流行病暴发期间得到暂时的喘息恢复。基于此，自15世纪80年代，人口量开始缓慢回升，16世纪初增速明显提升。到1530年，英国人口已恢复到黑死病来临前的数值。

欧洲其他地区的史料证据表明，当地的鼠疫暴发周期和人口增长趋势均与不列颠群岛的相差无几。[74]到1500年，中世纪晚期的人口危机宣告结束。鼠疫第二次世界性大流行的余波一直持续到17世纪末，但疾病对社会的影响已远不及14世纪、15世纪。

15世纪末，其他征兆也预示着新疾病纪元的到来。[75]随着鼠疫流行模式逐步改变，各类新疾病相继出现，以往便已存在的疾病重要性也日益凸显。15世纪，首次出现对斑疹伤寒（又称"监狱热"）病历的连续记录。斑疹伤寒的致病病原体是微生物立克次体（Rickettsia），宿主是人身上的体虱，而肮脏污秽的环境会加快发病，疾病传染性极强，致死性较高。到16世纪，某几起斑疹伤寒地方性流行的致死性实际上已不亚于鼠疫。该疾病首发于印度次大陆，究竟何时在欧洲发病尚不清楚。由于饥荒和营养不良会造成病情恶化，黑死病之后人口骤减或许从某种程度上减慢了斑疹伤寒的传播速度。但到15世纪，越来越多的迹象表明，欧洲已经存在斑疹伤寒——没有水痘报道的春季却出现大量人群死亡；超高死亡率还伴随着粮食显著减产。在德国和法国两地，斑疹伤寒早在15世纪30年代便已出现，50年代和70年代分别有确凿的证据可考。英国或许在30年代也经历了斑疹伤寒的流行，但第一份证据确凿的记录却出现在1444年伦敦的纽盖特监狱。短短一周的时间内，5名狱卒和65名关押犯人相继死亡，场景与教科书里对监狱热的描述一模一样。斑疹伤寒对人类造成伤害最惨重的时期在16世纪和17世纪，但该疾病自中世纪起便在欧洲开始小规模暴发。

中世纪以来，西方世界和中东地区便有了流感。但自13世纪起，气温下降，湿度增加，病原体毒力也得以增强。[76]流感是最常见的传染性疾病之一。不同的病原体菌株超过30万种，要想对其中一小部分菌株产生免疫力都是遥不可及的梦想。此外，因为病原体以空气为介质经呼吸道传播，几乎每个人一生中都会感染上几次。患病后通常来说病情较轻，只有极其年幼、非常年迈或本身患有其他严重疾病者才会因染上流感而病危。但偶尔也会出现致命性极高的菌株，让流感化身死神。1918—1920年期间暴发的西班牙流感便是一例，死亡人数超过第一次世界大战；1426—1427年暴发的流感地方性流行亦是如此，感染范围波及西班牙、法国、荷兰和不列颠群岛。英国东部的历史资料保存得较为完好，此次流感的人群死亡率约为5%。更加臭名昭著的是汗热病，或称为皮卡迪出汗症。1485年在英吉利海峡附近的岛屿上首次暴发，1551年以前至少再燃 6 次。1485 年秋季，疾病侵入英国，肆虐数个月之久，带走了伦敦三位市长的生命。后来的史料证明，汗热病并不如鼠疫地方性流行致命性强，但有些地区特定人群的死亡率依然高达 10%。

15 世纪末，历史的车轮来到生态环境变化的分岔路口，梅毒也开始出现。[77]欧洲自古以来就有性传播疾病，以淋病为首，一直是部队里的老大难。英国的爱德华四世在经历了 1475 年与法国交战的一役后，对自己军营里频发的"法国花柳病"发表一番感言，他的"许多战士因为过度迷恋美色，引火烧身，导致生殖器腐烂、脱落，并最终被夺走性命"。但现代社会致死性最强的性传播疾病是梅毒，它究竟始于中世纪的哪个阶段至今仍是个谜。中世纪接近尾声之时，出现了两大重要理论来解释梅毒在欧洲的发生发展。其中之一是哥伦布理论，将该疾病的出现归因于新大陆的发现。考古学证据和古生物学证据表明，在中美洲的美洲印第安人中早已出现了梅毒传播。哥伦布、他手下的水手以及数名印第安俘虏将病原菌带回了欧洲。当然，该理论也存在不少弱点，尤其无法解释为何梅毒能在极少数个体中迅速蔓延。但只要人群暴露在存在新疾病病原体的环境里，疾病便能迅速传播。更重要的是，当时的医学家和文学家都坚定不移地相信梅毒定是从美洲传播而来。

第二大理论是单源学说，强调梅毒起源于非洲，披着雅司病的外衣。后者是一种皮肤性疾病，病原体与梅毒一样也是密螺旋体。15 世纪中叶，葡萄牙的水手们四处淘金，寻找奴隶来源并希望找到直接通往印度的海上之路。他们开始沿非洲西海岸建立交易港口。数年光景，他们便将非洲奴隶贸易顺利开展起来，也将有的雅司病患者带到了地中海盆地。密螺旋体必须在气温极高、湿度极大的地区才能传播皮肤性疾病。在气候较为寒冷的北欧，病原体没有发挥的余地。单源学说理论家认为，病原体将侵入身体深处，直达神经系统。人体内温暖潮湿的环境非常有利于对病原体的保护，使其在数十年的时间内均可通过性行为传播。该理论占据人数上的优势——1490 年，欧洲的非洲人要比美洲印第安人或与印第安人发生过性关系的欧洲人要多。与此同时，该理论还能解释疾病较长的潜伏期问题。但其弱点恰恰是哥伦布理论的优势所在——当时人们坚定不移的执念，以及 15 世纪 90 年代疾病发生的历史节点。

无论梅毒的起源究竟为何，疾病造成的影响令人瞠目结舌。1493—1494 年，法兰西国王查理八世（Charles Ⅷ）率军与西班牙在后者统领的意大利南部交战。经此一役，查理八世将病原体也带到了北方。由法国人、德国人、瓦隆人、瑞士人、苏格兰人和爱尔兰人组成的这支部队在那场战役之后原地解散，士兵们也将疾病带回了各自的家乡。到 1495 年夏天，疾病传遍了整个欧洲中部的德语区。1496 年冬季，荷兰、不列颠群岛相继染病；当年年底，疾病向东传到了俄国。意大利人将疾病称为"法国花柳病"，这也是流传最广的昵称。但法国人却将疾病称为"意大利花柳病"，英国人叫它"西班牙花柳病"，波兰人称其为"德国花柳病"，而俄国人则将其命名为

"波兰花柳病"。德国人道主义者乌尔里希·冯·胡滕（Ulrich von Hutton）写了一篇论文，描述自己的患病经历。许多人也声称自己染了病，包括克里斯多夫·哥伦布（Christopher Columbus）、西班牙国王费迪南一世（Ferdinand Ⅰ）、英国国王亨利八世（Henry Ⅷ）及其大臣红衣主教沃尔西（Wolsey）、法兰西国王查理八世和弗朗西斯一世（Francis Ⅰ）、教皇亚历山大六世（Pope Alexander Ⅵ）、俄国国君伊万四世（Ivan Ⅳ）和人道主义者伊拉斯谟（Erasmus）。与鼠疫一样，梅毒也影响了人们每天的艺术生活和文学生活。阿尔布雷·丢勒（Albrecht Dürer）于1496年创作的木刻作品《梅毒病人》便是最好的例证。

染上梅毒后并不会立即死亡。从这点上看，梅毒更像是一种退行性疾病，因此历史意义并不如鼠疫、天花、流感或斑疹伤寒般重大。但不仅梅毒患者自己的身体会遭受严重摧残，还会将疾病遗传给后代。因此，梅毒患者或其后代往往不再有子嗣。此外，15世纪90年代和16世纪暴发的地方性流行疫情十分严重，病原体毒力也极强，传播方式似乎已不限于靠性行为传播，少数患者染病后立刻暴毙身亡。

梅毒在欧洲的出现结束了传染性疾病的中世纪时期。从生物医学的角度看，中世纪对于西方传染性疾病的发生和发展至关重要，也是新发疾病最多的时期。各个民族和各动物种群不断地从非洲、亚洲迁徙至欧洲，尤其是在地中海盆地安营扎寨，带来了天花、麻疹、鼠疫、麻风、痢疾、流感、斑疹伤寒等传染性疾病。1500 年前后，当欧洲人开始在全球范围内开疆拓土，建立殖民地时，他们也将疾病带到了世界各地。从人口学上看，传染性疾病是 14 世纪和 15 世纪死亡率的最大影响因子，也是 18 世纪工业革命之前整个历史时期最重要的因素之一。此外，在中世纪晚期，尽管环境条件十分优越，不乏拥有土地所有权和土地继承权机遇（这往往决定了结婚生子），但出生率仍然极其低下。人口学家顿感茫然失措，不知如何解释。许多人认为其背后有许多心理因素，包括在危机四伏的年代人们不愿意怀孕生子。[78] 但至少可以肯定的是，1350—1500 年这一历史时期内，人口大量缩减的现象十分普遍，死亡率高得出奇，生育率低得惊人。简单概括地讲，每当鼠疫及其他传染性疾病传播得风生水起时，人口势必下滑；但流行病传播频率有所放缓，病原体毒力也出现下降时，人口则重新回升。

跋 欧洲的环境危机

自 13 世纪中叶至 15 世纪末，欧洲、中东大部分地区、北非和亚洲地区均经历了历史上最严重的环境危机。各种生物因素和气象因素影响着人们生活的方方面面，且影响无论从广度还是深度都是自人类文明以来最大的。其中最沉重的一击便是鼠疫。鼠疫暴发受到昆虫及啮齿类动物生态学周期的控制，在整个中世纪末期不断卷土重来。一旦时机成熟，跳蚤和鼠类便能将病原体传染给人。也许要理解 14 世纪和 15 世纪——这道中世纪文明和现代文明的分水岭，关键是要明白人类在大自然面前是多么的无助。

环境危机引发的一些变化实际上对社会是有益的。大多能从天灾中幸存下来的人经济情况都更加富裕。大部分欧洲西部的农民都从传统合约中解脱了出来。总体来看，整个欧洲都没有受到贫穷的无情吞噬。而正是因为贫穷，旧世界其他地方的人口才疯了一样地野蛮生长。但与此同时，我们绝不应过分强调这些灾难的好的一面。[1]诚然，只有从后往前看才能发现灾难中还蕴含着机遇，这是中世纪晚期的人们所看不到的。逃过饥荒的劫难或在流行病暴发后幸免于难者从长期来看确实得到了不少好处，抑或是人均收入有所提高，抑或是家里添了几头牲口。但只需出手稍稍阔绰几次，或者只是办几场奢华的晚宴，这本就不多的富余就会被消耗殆尽。更为重要的是，每一场鼠疫或是其他疾病来袭，都是令人脊背发凉、毛骨悚然、痛苦至深的经历。即便对于那些最为虔诚的人来说，审判之日都是潜伏着的阴魂不散的噩梦。灾难、人口减少对于许多生命之花尚未开放便夭折的婴儿毫无益处；对那些虽然幸免却一直要活在丧子之痛中的人来说，他们的人生不仅毫无舒适感、安全感或幸福感可言，还要一直为下次灾难担惊受怕。

基于包括如上所述在内的种种原因，环境危机给中世纪晚期的人们带来的是暴力、焦虑和对生活的曲解，且其引发的道德危机自13世纪起愈演愈烈。中世纪社会的一个根本特点便是群体归属感。至少在理论上，那时的人们共享着同一种精神生活和物质生活，齐心协力为着共同的利益而奋斗。没有所谓财产的所有者，但由更高的权威管理财产，而这一权威便是上帝。理论学家们指出，社会等级架构明晰，贫富差距明显。但人们普遍认为世俗生活是短暂的，如昙花一现。真正重要的是精神的永生，是上帝的救赎，是天国。这能帮助我们很好地解释为什么禁欲主义能风靡一世。在修道院也许能找到世界上最接近天堂的生活，别的地方都不可同日而语。

对于群体集体田园牧歌式的想法自然从未真正实现过，就连修道院过的也不是集体主义的生活。约莫1100年起，社会中许多人（例如满心想着利润的商人和食不果腹的农民）无论是僧侣还是凡夫俗子都开始渐渐倾向于其他构想，而冷落了集体观念。但真正从根本上动摇中世纪鼎盛时期旧集体世界秩序的是不断复燃的瘟疫，严重的饥荒和持续时间非常长的恶劣天气。最终在这些因素的作用下，中世纪鼎盛时期的理想也跟着幻灭了。一直到 19 世纪，我们还能看到中世纪集体主义许多方面的影子。但从 1300 年左右起，这样的集体主义就逐渐分崩离析，同时发生的还有个人主义的兴起。而个人主义在诸多学者看来也是现代社会最重要的特征之一。总体来看，鼠疫（尤其是黑死病）引起了翻天覆地的剧变，正如通俗诗歌所描绘的那样——"世界倒了个个儿"。[2] 这催生了一个有着新态度的新社会，有着层层权威阶级和交织的利害关系，有着各种财富来源。最重要的，是有新的思想观点。只有几个为数不多的历史时期如中世纪晚期一般变幻莫测。

林恩·怀特（Lynn White）指出，欧洲基督徒眼中的世界与不信仰基督教的人所看到的景象是不一样的。[3] 信奉基督教者都怀着对大自然的敬畏之心，试着理解大自然，与之和谐相处。必须理解"自然是全能上帝的代理人"其中的要义。当然，这种观念对欧洲的大钟表匠和大探险家来说不失为一种动力，对于在黑死病之后从事医疗行业的医生来说也是莫大的鼓舞。过时的、效率低下的做事方式和传统权威全都渐渐消失，取而代之的是新思想、新工具、新技术。若这一批新想法不管用，更新鲜的思路又会被源源不断地提出来。现代西方文明最鲜明的特点——实证科学、实验科学的种子在 14 世纪和 15 世纪被播在了土壤中。

　　学界一直认为黑死病的影响——这场最具颠覆意义的生态事件的影响，可与发生在 20 世纪的两次世界大战相提并论。[4]从某种程度讲这确实不假。但黑死病因为在第二次世界性大流行中屡屡暴发地方性流行病，再加上十分不稳定的气象模式，给社会带来了更多质的改变。各种文明的发生发展都是复杂的制度、文化、物质和环境因素相互作用的结果。倘若把这些基石移走，文明大厦必将轰然倒塌。中世纪晚期的环境危机致使当时的社会体制和政治体制停滞不前，甚至倒退。根深蒂固的道德信念、哲学观念和宗教信仰全都没经住突如其来的考验。整体来讲，传统标准似乎已经不再适用。这天灾人祸深刻地改变了欧洲，其影响前无古人后无来者。单单基于此，黑死病都将名副其实地成为历史上最重要的生物环境事件，与西方文明中最重大的转折点之一。

注　释

序

[1]　Michael of Piazza, *Bibliotheca scriptorum qui res in Sicilia gestas retulere*, I, p. 562.

[2]　Agnolo di Tura del Grasso, *Cronaca senese*, in *The Black Death*, ed. William Bowsky (New York: Holt, Rhinehart & Winston, 1971), pp. 13-14.

[3]　Francesco Petrarch, *Epistolae Familiares*, VIII, p. 290.

[4]　F. A. Gasquet, The Great Pestilence (London: Mrshall, Hamilton & Kent, 1893).

[5]　G. G. Coultan, *The Black Death* (New York: Cope & Smith, 1930).

[6]　J. W. Thompson, "The Aftermath of the Black Death and the Aftermath of the Great War," *The American Journal of Sociology*, 26: 1920-1921.

[7]　Yves Renouard, "Conséquences et intérêt démographique de la Peste Noire de 1348," *Population*, 3 (1948).

[8]　E. A. Kosminsky, *Studies in the Agrarian History of England* (New York: Kelly & Millman, 1956).

[9]　M. M. Postan, *Medieval Agriculture and General Problems* (Cambridge: Cambridge University Press, 1973).

[10]　Rayond Delatouche, "La crise du XIVe siècle en Europe occidentale," Les Études Sociales, n.s. 1959.

[11]　J. F. D. Shrewsbury, *A History of Bubonic Plague in the British Isles* (Cambridge: Cambridge University, 1970).

[12]　David Herlihy, *Medieval and Renaissance Pistoia* (New Haven, Conn.: Yale University Press, 1967); Élizabeth Carpentier, *Une Ville devant la Peste* (Paris: S.E.V.P.E.N., 1962).

[13]　Édouard Baratier, *La Démographie Provençale du XIII au XVI Siècle* (Paris: S.E.V.P.E.N., 1961); Guy Bois, *Crise du Feodalisme* (Paris : Presses de la

Fondation Nationale des Sciences Politiques, 1976).

[14] E. Jutikkala & M. Kauppinen, "The Structure of Mortality during Catastrophic Years in a Pre-Industrial Society," *Population Studies*, 25 (1971); J. D. Chambers, *Population, Economy, and Society in Pre-Industrial England* (Oxford: Oxford University Press, 1972); John Hatcher, *Plague, Population, and the English Economy*, 1348-1530 (Macmillan: London, 1977); J-N, Biraben, *Les Hommes et la Peste*, 2 vols. (The Hague: Mouton, 1975); E. LeRoy Ladurie, "Un Concept: L'Unification Microbienne du Monde," *Schweizerische Zeitschrift Für Geschichte*, (1973).

[15] William McNeill, *Plague and Peoples* (New York: Doubleday, 1976).

[16] Philip Ziegler, *The Black Death* (New York: Harper & Row, 1969).

[17] Stephan d'Irsay, "Notes on the Origin of the Expression '*Atra Mors*'," *Isis*, 8 (1926).

第一章　鼠疫的自然史

[1] Fernand Braudel 在其著作 *The Mediterranean and the Mediterranean World in the Age of Phillip II* 中阐释了研究环境条件对深入理解近代历史的重要性。又见 Georges Duby, *Rural Economy and Country Life in the Medieval West* (London: Edward Arnold, 1968); and B. H. Slicher van Bath, *The Agrarian History of Western Europe* (London: Edward Arnorld, 1966). 最著名的环境研究之一：W. G. Hoskins, *The Making of the English Landscape* (London: Hodder & Stoughton, 1955).

[2] 下述著作主要研究的是疾病所造成的广泛的社会影响：Henry Sigerist, *Civilization and Disease* (Ithaca, N.Y.: Cornell University Press, 1943); MacFarlane Burnet & D. O. White, *Natural History of Infectious Disease*, 4th ed. (Cambridge: Cambridge University Press, 1972); William McNeill, *Plagues and Peoples* (New York: Doubleday, 1976).

[3] Thomas Smith Hall, *A Source Book in Animal Biology* (New York: McGraw-Hill, 1951). 又见 A. H. Gale, *Epidemic Diseases* (London: Penguin Books, 1951); Major Greenwood, *Epidemics and Crowd Diseases* (New York: Macmillan, 1935); Ronald Hare, *An Outline of Bacteriology and Immunity* (London: Longmans, 1956).

[4] 该立场来自 McNeill 在 *Plagues and Peoples* (New York: Doubleday, 1976) 和 *The Human Condition: An Ecological and Historical View* (Princeton: Princeton University Press, 1980) 两本书中阐释的观点。

[5] McNeill, *Plagues and Peoples*, pp. 77-147.

[6] August Hirsch, *Handbook of Geographical and Historical Pathology* (London: New Sydenham Society, 1886).

[7] Galen, *On the Parts of Medicine*, ed. Malcolm Lyons (Berlin: Verlag Paul Parey, 1969).

[8] St. Cyprian, *Treatises*, ed. Roy Deferrari (New York: Fathers of the Church, 1958), p. 210.

[9] Arthur E. R. Boak, *Manpower Shortage and the Fall of the Roman Empire* (Ann Arbor: University of Michigan Press, 1955).

[10] The definitive study of plague is J-N. Biraben, *Les Hommes et la Peste*, 2 vols. (The Hague : Mouton, 1975). 补充材料见 "The Plague Reconsidered," Local Population Studies, (1977).

[11] 有关第一次鼠疫大流行的有两篇研究：J. C. Russell, "That Earlier Plauge," *Demography*, 5 (1968); J-N Biraben & J. LeGoff, "The Plague in the Early Middle Ages," in *Biology and Man in History*, ed. Robert Forster & Orest Ranum (Baltimore: Johns Hopkins Univeristy Press, 1975).

[12] Procopius, *History of the Wars*, I, ed. H. B. Dewing (New York: Macmillan, 1914).

[13] 数据来自 Russell, "That Earlier Plague."

[14] Biraben and LeGoff, "The Plague in the Early Middle Ages," pp. 58-59.

[15] Russell, "That Earlier Plague."

[16] 这一时期对欧洲情况记录得最好的当数 Georges Duby, *The Early Growth of the European Economy* (Ithaca, N. Y.: Cornell University Press, 1974). 有关英国的一项较好的研究 Charles Creighton, *A History of Epidemics in Britain* (Cambridge: Cambridge University Press, 1894).

[17] Saul N. Brody, *The Disease of the Soul: Leprosy in Medieval Literature* (Ithaca, N.Y.: Cornell University Press, 1974).

[18] 该书中进行了周详的讨论 McNeill, *Plagues and Peoples*, pp. 144-47.

[19] 较好的一个案例见 *A Leechbook or Collection of Medical Recipes of the Fifteenth Century*, ed. W. R. Dawson (London: Macmillan, 1934).

[20] McNeill, *Plagues and Peoples*, pp. 176-178.

[21] 中世纪研究家往往不情愿给出具体的人口数据，Carlo Cipolla 是个例外，数据来自他的著作 *Before the Industrial Revolution* (New York: Norton, 1980), pp. 150-157.

[22] McNeill, *Plagues and Peoples*, 134-147.

第二章　欧洲的环境，1050—1347 年

[1] Lynn White, Jr. 在其著作 *Medieval Technology and Social Change* (Oxford: Oxford University Press, 1962) 中首次提出该论点。

[2] 有关增长率的讨论见 Georges Duby, *The Early Growth of the European Economy* (Ithaca, N.Y.: Cornell University Press, 1974); Carlo Cipolla, *Before the Industrial Revolution* (New York: Norton, 1980).

[3] Wilhelm Abel, *Agarkrisen und Agarkonjunktur*, 3rd ed. (Hamburg & Berlin: Verlag Paul Parey, 1978).

[4] Georges Duby, *The Three Orders: Feudal Society Imagined* (Chicago: University of Chicago Press, 1900).

[5] R. H. Hilton 的著作中有关于任期制的最佳解读，尤见 *The Peasantry in the Later Middle Age* (Oxford: Oxford University Press, 1975) 中的福特演讲集。一项较好的调查：J. Z. Titow, *English Rural Society* (London: George Allen & Unwin, 1969).

[6] 有关种子产量及土地生产力的讨论见 Georges Duby, *Rural Economy and Country Life in the Medieval West* (London: Edward Arnold, 1966); B. H. Slicher van Bath, *The Agrarian History of Western Europe* (London: Edward Arnold, 1966); J. Z. Titow, *Winchester Yields: A Study in Medieval Agricultural Productivity* (Cambridge: Cambridge University Press, 1972).

[7] 研究数量众多，如 Cipolla, *Before the Industrial Revolution*, pp. 143-49; J. C. Russell, *Medieval Regions and Their Cities* (Bloomington, Ind,: Indiana University Press, 1972).

[8] Joseph R. Strayer 描述了中世纪政府的现状及发展。其著作 *On the Medieval Origins of the Modern State* 是一个好的开端。

[9] Charles Homer Haskins 在著作 *The Renaissance of the Twelfth Century* (Cambridge, Mass.: Harvard University Press, 1927) 首次提出了该方法的构

想。近来，最佳方法见 M-D. Chenu, *Nature, Man, and Society in the Twelfth Century* (Chicago: University of Chicago Press, 1980).

[10]　中世纪的基督教大扩张在许多著作中都有叙述。该类研究中一个较好的起点见 R. W. Southern, *The Making of the Middle Ages* (New Haven, Conn.: Yale University Press, 1953).

[11]　关于气候的历史研究有两篇较好的总结性叙述：E. LeRoy Ladurie, *Times of Feast, Times of Famine* (New York: Doubleday, 1971); Robert I. Rotberg & Theodore K. Rabb, eds., *Climate and History* (Princeton: Princeton University Press, 1981).

[12]　LeRoy Ladurie, *Times of Feast, Times of Famine*, p. 253.

[13]　B. H. Slicher van Bath 在 *The Agrarian History of Western Europe* 中总结了这些特征模式；J. Z. Titow, "Evidence of Weather in the Account Rolls of the Bishopric of Winchester, 1209-1350," *Economic History Review*, 2nd series (1960).

[14]　M. M. Postan 在 *Medieval Agriculture and General Problems and Medieval Trade and Finance* (Cambridge: Cambridge University Press, 1973) 中详细讨论了上述问题。

[15]　Duby, Postan 和 Titow 讨论了"贫困化"问题。又见 Wilhelm Abel, *Massenarmul und Hungerkrisen in vorindustriellen Europa* (Hamburg & Berlin: Verlag Paul Parey, 1974).

[16]　Postan 在 [14] 提到的著作中对案例进行了讨论。E. A. Wrigley 在 *Population and History* (New York: McGraw-Hill, 1969) 中对马尔萨斯人口生存危机论进行了大致讨论。

[17]　R. H. Hilton, *The Decline of Serfdom in Medieval England* (London: Macmillan, 1969); Georges Duby, *Rural Economy and Country Life in the Medieval West*.

[18]　经典研究见 J. Hajnal, "European Marriage Patterns in Perspective," in *Population in History*, ed. D. V. Glass & D. E. C. Eversley (London: Edward Arnold, 1965). 对中世纪婚姻最全面的叙述见 Georges Duby, *Medieval Marriage* (Baltimore: Johns Hopkins University Press, 1978); F. R. H. DuBoulay, *An Age of Ambition* (New York: Viking, 1970); Zvi Razi, Life, *Marriage, and Death in a Medieval Parish* (Cambridge: Cambridge University Press, 1980).

[19] 关于饥荒的两篇概况研究：Cornelius Walford, "The Famines in the World, Past and Present," *Journal of the Statistical Society*, 41 (1879); H. W. F. *Curschmann, Hungersnöte in Mittelalter* (Leipzig: B. G. Teubner, 1900). 对 14 世纪数次饥荒研究得最透彻的见 H. S. Lucas, "The Great European Famine of 1315, 1316, and 1317," *Speculum*, 5 (1930); Ian Kershaw, "The Great Famine and Agrarian Crisis in England," in *Peasants, Knights, and Heretics*, ed. R. H. Hilton (Cambridge: Cambridge University Press, 1976); E. Carpentier, "Famines et epidemies dans l' histoire du XIVe siècle," *Annales E. S. C.*, 6 (1862).

[20] 转引自 Lucas, "The Great European Famine of 1315, 1315, and 1317," pp. 343-347.

[21] 许多研究探讨了这一过程。两篇总结见 Daniel Waley, *The Italian City-Republics* (New York: McGraw-Hill, 1969); Lauro Martines, *Power and Imagination: City-States in Renaissance Italy* (New York: Knopf, 1979).

[22] Giovanni Villani, 转引自 Ferdinand Schevill, *History of Florence* (New York: Frederick Ungar, 1961), p. 237.

[23] 关于饥荒期间的行为描述见 *The Cambridge Economic History of Europe, I*, 2nd ed., pp. 672-674.

[24] Kershaw, "The Great Famine and Agrarian Crisis in England." 又见 John Bellamy, *Crime and Public Order in the Later Middle Ages* (London: R.K.P., 1973).

[25] Kershaw, ibid.

[26] 饥荒的奠基性著作来自 Wilhelm Abel 的 *Agarkrisen und Agarkonjunktur*。其他重要的研究包括 Helen Robbins, "A Comparison of the Effects of the Black Death on the Economic Organization of France and England," *Journal of Political Economy* (1928); M. J. Larenaude, "Les Famines in Lanuedoc aux XIVe et XVe Siècle," *Annales du Midi* (1952).

[27] 关于中世纪晚期社会变革的精彩论述见 Jacques LeGoff, *Time, Work, and Culture in the Middle Ages* (Chicago: University of Chicago Press, 1980), 尤其是第一部分和第二部分的文章。其他优秀研究包括 Robert Boutruche, *La Crise d'une Societé: Seigneurs et Payscans du Bordelais pendant La Guerre de Cent Ans* (Paris : Belles Lettres, 1947); Robert Brenner, "Agrarian Class Structure and Economic Development in Pre-Industrial Europe," *Past and*

Present, 70 (1976).

第三章　鼠疫的开端

[1]　William McNeill, *Plagues and People* (New York: Doubleday, 1976), pp. 149-98.

[2]　J. D. Chambers, *Population, Plague, and Society in Pre-Industrial England* (Oxford: Oxford University Press, 1972), pp. 9-72.

[3]　在叙述亚洲鼠疫的发展进程中，我大量引用了 Michael Dols 的 *The Black Death in the Middle East* (Princeton: Princeton University Press, 1977).

[4]　Dols, *The Black Death in the Middle East*, pp. 38-43.

[5]　Robert S. Lopez, *The Commercial Revolution of the Middle Ages*, 950-1350 (Englewood Cliffs, N.J.: Prentice-Hall, 1971), pp. 56-122.

[6]　Dols, *The Black Death in the Middle East*, pp. 49.

[7]　转引自 Dols, *The Black Death in the Middle East*, pp. 62.

[8]　见 V. J. Derbes, "De Mussis and the Great Plague of 1348," *The Journal of the American Medical Association 196* (1966).

[9]　C. S. Bartsocas 译 , "Two Fourteenth Century Greek Descriptions of the Black Death," *Journal of the History of Medicine and Allied Sciences*, 21 (4) (1966).

[10]　Bartsocas, " Two Fourteenth Century Greek Descriptions of the Black Death," p. 395.

[11]　Angeliki E. Laiou-Thomadakis, *Peasant Society in the Late Byzantine Empire* (Princeton: Princeton University Press, 1977), pp. 223-298.

[12]　Dols, *The Black Death in the Middle East*, pp. 35-67.

[13]　Ibid., pp. 241-242.

[14]　Ibid., p. 61.

[15]　Ibid., p. 64.

[16]　Ibid., p. 67.

[17]　Bartsocas, "Tow Fourteenth Century Greek Descriptions of the Black Death," p.395.

[18]　Michael of Piazza, *Bibliotheca scriptorium qui res in Sicilia gestas restulere*, I, p. 562.

[19]　 Ibid., pp. 562-563.

[20] 继英国之后，研究得最详尽的国家数意大利。关于热亚那的研究见 Jacques Heers, *Gênes au XVe Siècle*, (Paris: S. E. V. P. E. N., 1961).

[21] David Herlihy, *Pisa in the Early Renaissance* (New Haven, Conn.: Yale University Press, 1958).

[22] Iris Origo, *The Merchant of Prato* (New York: Knopf, 1957); 又见其文章 "The Domestic Enemy: Eastern Slaves in Tuscany in the Fourteenth and Fifteenth Centuries," *Speculum*, 39 (1955).

[23] David Herlihy, *Medieval and Renaissance Pistoia* (New Haven, Conn.: Yale University Press, 1967).

[24] E. Carpentier, *Une Ville devant la Peste: Orvieto et la Peste de 1348* (Paris: S. E. V. P. E. N., 1962).

[25] William Bowsky: "The Impact of the Black Death upon Sienese Government and Society," *Speculum*, 39 (1964); 及 *Finances of the Commune of Siena, 1287-1355* (Oxford: Oxford University Press, 1970).

[26] Angolo di Tura, *Cronaca senese*, in *The Black Death*, ed. William Bowsky (New York: Holt, Rhinehart & Winston, 1971), pp. 13-14.

[27] 佛罗伦萨关于鼠疫最优秀的两部著作：Ferdinand Schevill, *History of Florence* (New York: Frederick Ungar, 1961); Gene A. Brucker, *Renaissance Florence* (New York: Wiley, 1969).

[28] Giovanni Boccaccio, The Decameron 译. Frances Winwar (New York: Modern Library, 1955), xxiii-xxiv.

[29] Ibid., p. xxviii.

[30] Frederic C. Lane, *Venice: A Maritime Republic* (Baltimore: Johns Hopkins University Press, 1973).

[31] Carlo Cipolla, "Per la Storia delle Epidemie in Italia," *Rivista Storica Italiana*, 75 (1963).

[32] 关于法国南部有三篇优秀的叙述：E. LeRoy Ladurie, *The Peasants of Languedoc* (Urban, Ill.: University of Illinois Press, 1974); John Bell Henneman, "The Black Death and Royal Taxation in France, 1347-1351," *Speculum*, 43 (1968); Richard Emery, "The Black Death of 1348 in Perpignan," *Speculum*, 42 (1967). Henneman 的 *Royal Taxation in Fourteenth Century France* (Princeton: Princeton University Press, 1971) 也大有裨益。

[33] Emery, "The Black Death of 1348 in Perpignan."

[34] Yves Renouard, "La Peste Noire," *Revue de Paris* (1950).

[35] LeRoy Ladurie, *The Peasants of Languedoc*, pp. 11-50.

[36] 这一概念归功于 Wilhelm Abel, *Wüstungen des ausgehenden Mittelalters* (Stuttgart: Fischer, 1955)。下述著作亦同等重要：Maurice Beresford, *Lost Villages of England* (London: Lutterworth, 1954).

[37] Gabriel Jackson, *The Making of Medieval Spain* (New York: Harcourt, Brace, Jovanovich, 1972). 146-154.

[38] 在 *The Making of Medieval Spain* 中，Jackson 描述了欧洲的反犹太主义情况。

[39] Giovanni Villani 转引自 Schevill, *History of Florence*, pp. 239-240.

第四章　鼠疫的发展进程

[1] L. Pouquet, *La Peste en Normandie* (Paris: Librairie Hachette, 1926), p. 77.

[2] Guy Bois, *Crise du Feodalisme* (Paris: Presses de la Foundation Nationale des Sciences Politiques, 1976), pp. 239-270.

[3] E. Carpentier, "Autour de la Peste Noire," *Annales E. S. C.* (1962), p. 1065.

[4] Jean de Venette, *The Chronicle*, ed. Richard Newhall (New York: Columbi University Press, 1953), pp. 48-49.

[5] Carpentier, " Autour de la Peste Noire ."

[6] Jean de Venette, *The Chronicle*, p. 49.

[7] 奠基性的著作有三部。其中两部来自 H. Van Werveke：*DeZwarte Dood in de Zuidelijke Nederlanden*, 1349-1357 (Brussels: H. Hayez, 1950); "La Famine del An 1316 en Flandre et dans les Régions Voisines," *Renue de Nord* (1959). 第三部来自 W. P. Blockmans, "Effects of Plague in the Low Countries," *Revue Belgie de Philologie et Histoire*, 58 (1980).

[8] J. Schreiner, *Pest og Prisfall i Sen Middelalderen et Problem i Norsk Historie* (Olso: J. Dybwad, 1948). 一部优秀的观点来源：Karl Helleiner, "The Population of Europe from the Black Death to the Eve of the Vital Revolution," *The Cambridge Economic History of Europe*, IV, ed. E. E. Rich & C. H. Wilson (Cambridge: Cambridge University Press, 1967), pp. 5-20.

[9] Gwyn Jones, *The Norse Atlantic Saga* (Oxford: Oxford University Press, 1964), pp. 72-74.

[10] 三篇概况研究：Charles Creighton, *History of Epidemics in Britain*, I (Cambridge, Cambridge University Press, 1894); J. F. D. Shrewsbury, *A History of Bubonic Plague in the British Isles* (Cambridge: Cambridge University Press, 1971); John Hatcher, Plague, *Population, and the English Economy*, 1348-1530 (London: Macmillan, 1977).

[11] Henry Knighton, *Chronicon*, ed. J. Lumby (London: Rolls Series, 92), p. 61.

[12] C. E. Boucher, "The Black Death in Bristol," *Transactions of the Bristol and Gloucestershire Archeological Society*, 60 (1938).

[13] John Hatcher, *Rural Economy and Society in the Duchy of Cornwall*, 1300-1500 (Cambridge: Cambridge University Press, 1970), pp. 102-121.

[14] Hatcher 在 *Plague, Population, and the English Economy*, 1348-1530 中大致表达了对英国的这一观点。

[15] P. D. A. Harvey, *A Medieval Oxfordshire Village: Cusham*, 1240-1400 (Oxford: Oxford University Press, 1965), pp. 49-154.

[16] Zvi Razi, *Life, Marriage, and Death in a Medieval Parish* (Cambridge: Cambridge University Press, 1980), pp. 99-113.

[17] Wilkins, *Concilia*, II, pp. 735-736.

[18] F. A. Gasquet, *The Great Pestilence* (London: S. Marshall, Hamilton, Kent & Co., 1893), p. 96.

[19] Thomas Courtenay, "The Effect of the Black Death on English Higher Education," *Speculum*, 55 (1980).

[20] A. Hamilton Thompson: "The Pestilences of the Fourteenth Century in the Diocese of York," *Archeological Journal*, 71 (1914); 及 "Registers of John Gynewell, Bishop of Lincoln, for the Years 1347-1350," *Archeological Journal*, 68 (1911).

[21] G. G. Coultan, *The Black Death* (New York: Cope & Smith, 1930), p. 496.

[22] S. L. Thrupp, *The Merchant Class of Medieval London* (Chicago: University of Chicago Press, 1948), pp. 41-52.

[23] Robert S. Gottfried, *Epidemic Disease in Fifteenth Century England* (New Brunswick, N. J.: Rutgers University Press, 1978), pp. 142-150.

[24] Barbara Green & Rachel M. R. Young, *Norwich: The Growth of a City* (Norwich: City Museum, 1972), pp. 16-18.

[25] Robert S. Gottfried, *Bury St. Edmunds and the Urban Crisis*, 1290-1539 (Princeton: Princeton University Press, 1982), pp. 46-72.

[26] A. Hamilton Thompson, "Registers of John Gynewell."

[27] John Fordun, *Chronicle*, ed. W. F. Skene (Edinburgh: Edmonston and Douglass, 1880), p. 225.

[28] W. Rees, "The Black Death in Wales," in *Essays in Medieval History, ed. Richard Southern* (London: Macmillan, 1968).

[29] Ibid., p. 186.

[30] John Clyn, *Annalium Hibernae Chronicon*, ed. R. Butler (Dublin: Irish Archeological Society, 1849), p. 37.

[31] Wilhelm Abel 的著作是最佳指南，尤其是他的 *Agarkrisen und Agarkonjunktur*, 3rd ed. (Hamburg & Berlin: Verlag Paul Parey, 1978). 又见 R-H. Bautier, *The Economic Development of Medieval Europe* (New York: Harcourt, Brace & Javanovich, 1971), pp. 180-188.

[32] Philippe Dollinger, *The German Hansa* (Stanford, Cal.: Standford University Press, 1970), pp. 59-61.

[33] Gerald Strauss, *Nuremberg in the Sixteenth Century* (New York: Wiley, 1966), pp. 190-193.

[34] 关于虚无主义有两篇优秀的文章：Norman Cohn, *The Pursuit of the Millenium* (New York: Harper & Row, 1961), pp. 124-148; 和 Gordon Leff, *Heresy in the Later Middle Ages*, II (Manchester: Manchester University Press, 1967), Chapter 4.

[35] Jean de Venette, *The Chronicle*, pp. 51-52.

[36] Jean Froissart, *Chronicles, ed. Geoffrey Brereton* (Baltimore: Penguin Books, 1968), pp. 111-112.

[37] Cohn, *The Pursuit of the Millenium*, p. 141.

[38] Jean de Venette, *The Chronicle*, pp. 51-52.

[39] 该话题未得到应有的重视。见 Cohn, *The Pursuit of the Millenium*, pp. 49-139; Cecil Roth & I. H. Levine, eds., *The World History of the Jewish People*, 2nd series (New Brunswick, N.J.: Rutgers University Press, 1966); Seraphine Guerchberg, "The Controversy Over the Alleged Sowers of the Black Death in the Contemporary Treatises on Plague," in *Change in Medieval Society*, ed. S.

L. Thrupp (New York: Appleton-Century-Crofts, 1964), pp. 209-224.

[40] Jean de Venette, *The Chronicle*, pp. 49-50.

[41] 一项优秀的调查见 Geoffrey Barraclough, ed., *Eastern and Western Europe in the Middle Ages* (New York: Harcourt, Brace, & Jovanovich, 1970), 尤见 M. M. Postan 撰写的第 4 章。

[42] Jerome Blum, *Lord and Peasant in Russia* (Princeton: Princeton University Press, 1961), p. 60.

第五章　直接后果

[1] 见 Philip Ziegler, *The Black Death* (New York : Harper & Row, 1969), pp. 224-231; Jean Froissart, *Chronicles*, ed. Geoffrey Brereton (Baltimore: Penguin Books, 1968), p. 111.

[2] Giovanni Boccaccio, *The Decameron,* trans. Frances Winwar (New York: Modern Library, 1955), pp. xxv-xxvi.

[3] Geoffrey Chaucer, *The Canterbury Tales*, ed. Nevill Coghill (Baltimore: Penguin Books, 1951).

[4] François Villon, *Poems, Including the Testament*, ed. Norman Cameron (New York: Harcourt, Barcourt, Brace and World, 1962).

[5] Jacques LeGoff, *Time, Work, and Culture in the Middle Ages* (Chicago: University of Chicago Press, 1980), pp. 3-97.

[6] Leon Battista Alberti, *The Family in Renaissance Florence*, trans. Renee Neu Watkins (Columbia, S.C.: University of South Carolina Press, 1969), p. 165.

[7] LeGoff, Time, *Work, and Culture in the Middle Ages*, p. 40.

[8] Michael Dols, *The Black Death in the Middle East* (Princeton: Princeton University Press, 1977), pp. 109-121.

[9] Ibid., p. 113.

[10] 有关中世纪晚期教会的参考书单非常长。出发点是 Owen Chadwick, *The History of the Church: A Select Bbliography* (London: Historical Association, 1962)。三篇专题论文大有用途：J. B. Morrall, *Gerson and the Great Schism* (Manchester: Manchester Universtiy Press, 1960); Brian Tierney, *The Foundations of the Conciliar Theory* (Cambridge: Cambridge University Press, 1955); Walter Ullman, *The Origins of the Great Schism* (Hamden, Conn.: Archon

Books, 1967).

[11] 数据来源于 A. Hamilton Thompson 的两篇文章: "The Prestilences of the Fourteenth Century in the Diocese of York," *Archeological Journal*, 71 (1914); "The Registers of John Gynewell, Bishop of Lincoln, 1347-1350," *Archeological Journal*, 68 (1911).

[12] Thomas Wright, *Political Poems and Songs* (London: Rolls Series, 14, 1859-61), p. 251.

[13] British Library, British, Museum, Digby MS. 102, f. 33.

[14] William Langland, *Piers Ploughman*, ed. J. F. Goodridge (Baltimore: Penguin Books, 1959), pp. 194-195.

[15] Joel Rosenthal, *The Purchase of Paradise: The Social Function of Aristocratic Benevolence*, 1307-1485, (London: R. K. P., 1972).

[16] 上述观点的讨论见 Geoffrey Barraclough, *The Medieval Papacy* (New York: Harcourt, Barcourt, Brace and World, 1968), pp. 118-196.

[17] *Calendar of Papal Letters*, 1362-1404 (London: H. M. S. O., 1906-1955), p. 163.

[18] Jonathan Sumptien, *Pilgrimage: An Image of Medieval Religion* (Totowa, N. J.: Rowman & Littlefield, 1975).

[19] Margaret Aston, *The Fifteenth Cenury: The Prospects of Europe* (New York: Harcourt, Barcourt, Brace and World, 1968), pp. 85-116.

[20] Henry Sigerist, *Civilization and Disease* (Chicago: University of Chicago Press, 1943), pp. 131-147.

[21] Aston, *The Fifteenth Century: The Prospects of Europe*, pp. 117-173.

[22] 其中一例见 G. G. Coultan, *The Black Death* (New York: Cope & Smith, 1930).

[23] J. Huizinga, *The Waning of the Middle Ages* (New York: Anchor, 1954).

[24] Robert S. Gottfried, *Bury St. Edmunds and the Urban Crisis*, 1290-1539 (Princeton: Princeton University Press, 1982), p. 217.

[25] Eustace Deschamps, 转引自 Huizinga, *The Waning of the Middle Ages*, p. 65.

[26] 三本优秀书籍: Phillippe Ariès, *Western Attitudes Towards Death* (Baltimore: Johns Hopkins University Press, 1974); T. S. R. Boase, *Death in the Middle Ages* (New York: McGraw-Hill, 1972); Philippa Tristram, *Figures of Life and Death in Medieval English Literature* (New York: New York University Press, 1976).

[27] Georges Duby, *The Ages of Cathedrals, Art and Society*, 980-1420 (Chicago:

University of Chicago Press, 1980), pp. 191-274.

[28] 见 Millard Meiss, *Painting in Florence and Siena after the Black Death* (Princeton: Princeton University Press, 1951). 这篇重要文献我进行了深度引述。

[29] 接下来数页都基于 [27]、[28] 中 Duby 和 Meiss 的著作，以及 Aston, *The Fifteenth Century: The Prospects of Europe*, pp. 175-203.

[30] Meiss, *Painting in Florence and Siena after the Black Death*, pp. 105-165.

[31] Giovanni Boccaccio, *The Corbaccio*, 转引自 Meiss, Ibid., p. 161.

[32] LeGoff, *Time, Work, and Culture in the Middle Ages*, pp. 43-52.

[33] K. B. McFarlane, *The Nobility of Later Medieval England* (Oxford: The Clarendon Press, 1973).

[34] Henry Knighton, *Chronicon*, ed. J. Lumby, (London: Rolls Series, 92), pp. 61-62.

[35] P. D. A. Harvey, *A Medieval Oxfordshire Village: Cuxham*, 1240-1400 (Oxford: Oxford University Press, 1965), pp. 84-86.

[36] William Langland, *Piers the Ploughman*, ed. J. F. Goodridge (Baltimore: Penguin Books, 1959), p. xiv. 又见 Morton Bloomfield, *Piers the Ploughman as a Fourteenth Century Apocalypse* (New Brunswick, N. J.: Rutgers University Press, 1961).

[37] Elspeth M. Veale, *The English Fur Trade in the Later Middle Ages* (Oxford: The Clarendon Press, 1966), pp. 133-155.

[38] McFarlance, *The Nobility of Later Medieval England*, pp. 142-176.

[39] Huizinga, *The Waning of the Middle Ages*, pp. 85-107.

[40] George Holmes, *The Estates of the Higher Nobility in Fourteenth Century England* (Cambridge: Cambridge University Press, 1957), pp. 90-91.

[41] Edward P. Cheyney, *The Dawn of a New Era* (New York: Harper, 1936), pp. 110-141. 两篇优秀的研究：Michel Mollat & Philippe Wolff, *Popular Revolts in the Late Middle Ages* (London: Allen, Unwin, 1973); Rodney Hilton, *Bond Men Made Free* (London: Temple-Smith, 1973).

[42] John Bellamy, *Crime and Public Order in England in the Later Middle Ages* (London: R. K. P., 1973). 犯罪率上涨这是毋庸置疑的事实，但增幅究竟有多大各界看法并不一致，见 Richard Kaeuper, "Law and Order in Fourteenth Century England," *Speculum*, 54 (1979).

[43] "Le Despit au Vilain," Barbara Tuchman 译, *A Distant Mirror: The Calamitous Fourteenth Century* (New York: Knopf, 1978), p. 175.

[44] Froissart, *Chronicles*, pp. 151-152.

[45] Carlo Cipolla, *Money, Prices, and Civilization in the Mediterranean World* (Princeton: Princeton University Press, 1956), pp. 27-37.

[46] Froissart, *Chronicles*, pp. 212.

第六章　现代医学的萌芽

[1] 我引用了三篇概况研究：Thomas McKeown, *The Role of Medicine* (Princeton: Princeton University Press, 1979); Charles Talbot, *Medicine in Medieval England* (London: Oldbourne, 1967); Vern L. Bullough, *The Development of Medicine as a Profession* (New York: Hafner, 1966). 另外三篇研究叙述了医学专业的发展：A. M. Carr-Saunders & P. A. Wilson, *The Professions* (Oxford: Clarendon Press, 1933); Carlo Cipolla, "The Professions," *The Journal of European Economic History* (1973); Thomas McKeown, "A Sociological Approach to the History of Medicine," *Medical History* (1970).

[2] [1] 中所列举的研究于我大有裨益。下列研究亦十分重要：Loren MacKinney, *Early Medieval Medicine* (Baltimore: Johns Hopkins Univeristy Press, 1937); C. D. O'Malley, *The History of Medical Education* (Berkeley, Cal.: University of California Press, 1970); George Gask, *Essays in the History of Medicine* (London: Butterworth & Co., 1950); Charles H. Talbot, "Medicine," in *Science in the Middle Ages*, ed. David Lindberg (Chicago: University of Chicago Press, 1978).

[3] 下列著作概括性地讨论了大学医学教育：Hastings Rashdall, *The Universities of Europe in the Middle Ages*, 3 vols., ed. F. M. Powicke & A. V. Emden (Oxford: Oxford University Press, 1936); John W. Baldwin, *The Scholastic Culture of the Middle Ages*, 1000-1300 (New York: Heath, 1971); Gordon Leff, *Paris and Oxford Universitites in the Thirteenth and Fourteenth Centuries* (New York: Wiley, 1968).

[4] 下列研究对 Peter Abelard 的重要性进行了较好阐释：Norman Cantor, *Medieval History* (New York: Macmillan, 1969), pp. 361-371.

[5]　有关体液学说的两大优秀研究：Henry Sigerist, *Civilization and Disease* (Chicago: University of Chicago Presss, 1943), pp. 150-156; E. D. Phillips, *Greek Medicine* (London: Thames & Hudson, 1973).

[6]　下列各研究对于特定大学具有重要作用：Stephan d'Irsay, "Teachers and Textbooks of Medicine in the Medieval University of Paris," *Annals of Medical History*, 8 (1926); P. O. Kristeler, "School at Salerno," *Bulletin of the History of Medicine* (1945); 下述研究均出自 Vern L. Bullough："Teaching of Surgery at the University of Montpellier in the Thirteenth Century," *Journal of the History of Medicine*, 15 (1960); "The Medieval Medical School at Cambridge," *Medieval Studies*, 24 (1962); "Medieval Medical University at Paris," *Bulletin of the History of Medicine* (1957); "Medical Study at Medieval Oxford," *Speculum* (1961). 又见 Pearl Kibre & Nancy Siraisi, "The Institutional Setting: Universities," in *Science in the Middle Ages*, ed. David Lindberg.

[7]　Charles Singer 的两本著作举足轻重：*The Evolution of Anatomy* (London: Paul, Trench, 1925); *A Short History of Anatomy and Physiology* (New York: Dover, 1957).

[8]　Mondino de'Liuzzi, Anatomia, ed. Charles Singer, *Monumenta Medica*, II (Florence: R. Lier, 1925), i, pp. 80-81.

[9]　外科学方面最优秀的研究：Hedley Atkins, *The Surgeon's Craft* (Manchester: Manchester University Press, 1965). Bullough, *The Development of Medicine as a Profession*.

[10]　鼠疫前期最优秀的外科指南之一：Lanfrank of Milan, *Science of Surgery*, ed. Robert von Fleishhacken, *Early English Text Society*, 102 (1874).

[11]　有关兼职外科医师理发师的大多数研究都是当地社团开展的，见 G. Parker, *The Early History of Surgery in Great Britain* (London: Black, 1920); Sidney Young, *The Annals of the Barber-Surgeons of London* (London: Blades, East & Blades, 1890).

[12]　Leslie G. Matthews, *History of Pharmacy in Britain* (Edinburgh: E. & S. Livingston, 1962); G. E. Trease, *Pharmacy in History* (London: Bailliere, Tindall, 1964).

[13]　Margaret Pelling & Charles Webster, "Medical Practitioners," in *Health, Medicine and Mortality in the Sixteenth Century*, ed. Charles Webster

(Cambridge: Cambridge University Press, 1979).

[14] Eileen Power, "Some Women Practitioner of Medicine in the Middle Ages," *Proceedings of the Royal Society of Medicine*, 15 (1928).

[15] 论文原件储存在大英博物馆的大英图书馆 , Harl. MS. 3050. 论文大部分内容的分析和翻译见 D. W. Singer, "Some Plague Tractates," *Proceedings of the Royal Society of Medicine*, 9 (2): 159, 及 Anna Montgomery Campbell, *The Black Death and Men of Learning* (New York: Columbia University Press, 1931).

[16] Bengt Knuttson, *A Little Book for the Pestilence* (Manchester: John Rylands Library, 1911), p. 6.

[17] Campbell, *The Black Death and Men of Learning*.

[18] Ibid., pp. 9-13.

[19] Gentile of Foligno, 转引自 Campbell, ibid., pp. 38-39.

[20] Michael W. Dols, *The Black Death in the Middle East* (Princeton: Princeton University Press, 1977), pp. 84-109.

[21] 有关讨论见 Campbell, *The Black Death and Men of Learning*, pp. 7-33.

[22] The University of Montpellier, 转引自 Campbell, ibid., pp. 61-62.

[23] Robert S. Gottfried, *Epidemic Disease in Fifteenth Century England* (New Brunswick, N. J.: Rutgers University Press, 1978), pp. 63-77.

[24] Dols, *The Black Death in the Middle East*, pp. 121-142.

[25] 中世纪医书有很多，较优秀的一部为 *A Leechbook or Collection of Medical Recipes of the Fifteenth Century*, ed. W. R. Dawson (London: Macmillan, 1934).

[26] 膳食营养书籍有很多，其中一部为 *Tacuinum Sanitatis* (*Medieval Health Handbook*), ed. Luisa Cogliati Arano (New York: George Braziller, 1976).

[27] John Lydgate, "Dietary and Doctrine for the Pestilence," in *Lydgate's Minor Poems*, II, ed. H. N. MacCracken, *Early English Text Society*, 192 (1933), p. 702.

[28] Dols, *The Black Death in the Middle East*, p. 105.

[29] "Recipe for Edward IV's Plague Medicine," *Notes and Queries*, 9:343 (1878).

[30] 见 Campbell, *The Black Death and Men of Learning*, pp. 147-180; Bullough, *The Development of Medicine as a Profession*, pp. 74-111.

[31] John Herman Randall, *The School of Padua and the Emergence of Modern Science* (Padua: Editrice Antimore, 1961); Jerome Bylebyl, "The School of Padua," in *Health, Medicine and Mortality in the Sixteenth Century*, ed. Charles Webster;

Nancy G. Siraisi, *Taddeo Alderotti and His Pupils* (Princeton: Princeton University Press, 1981).

[32] John of Arderne, *De Arte Phisicali et de Cirurgia*, ed. d'Arcy Power (Oxford: Oxford University Press, 1923); Guy de Chauliac, *Surgery*, ed. M. S. Ogdan (Oxford: Oxford University Press, 1971).

[33] Carlo Cipolla, *Public Health and the Medical Profession in the Renaissance* (Cambridge: Cambridge University Press, 1976). 这是一项开创性研究。

[34] Talbot, *Medicine in Medieval England*, pp. 186-197.

[35] Henry Daniel, *On the Nature of Urines*. 据我所知，该书尚未印刷出版。 手稿存放在大英博物馆的大英图书馆 , Sloane MS. 433.

[36] Dawson, *A Leechbook or Collection of Medical Recipes of the Fifteenth Century*, pp. 96-97.

[37] R. M. Clay, *Medieval Hospitals of England* (London: Frank Cass Reprints, 1966); Cipolla, *Public Health and the Medical Profession in the Renaissance*; Talbot, *Medicine in Medieval England*, pp. 170-185.

[38] Talbot, ibid., pp. 170-185.

[39] Robert S. Gottfried, *Bury St. Edmunds and the Urban Crisis*, 1290-1539 (Princeton: Princeton University Press, 1982), pp. 193-207.

[40] Gerald Strauss, *Nuremerg in the 16th Century* (New York: Wiley, 1966), pp. 191-193.

[41] Cipolla, *Public Health and the Medical Profession in the Renaissance*, pp. 11-66.

[42] Carlo Cipolla, *Cristofano and the Plague* (London: Collins, 1973).

[43] Cipolla, *Public Health and the Medical Profession in the Renaissance*, p. 37.

[44] Carlo Cipola, "A Plague Doctor," in Harry A. Miskimin, et al., *The Medieval City* (New Haven, Conn.: Yale University Press, 1977).

[45] 有关道义论的优秀作品凤毛麟角，见 Darrel W. Amundsen, "Medical Deontology and Pestilential Disease in the Late Middle Ages," *Journal of the History of Medicine*, 23, (1977); M. C. Welborn, "The Long Tradtion. A Study in Fourteenth Century Medial Deontology," in *Medieval and Historiograpical Essasys in Honor of James Westfall Thompson*, ed. J. L. Cate and E. N. Anderson (Chicago: University of Chicago Press, 1938).

[46] Chauliac, *Surgery*, p. 19.

266

[47] John of Arderne, Treatise of Fistula in Ano, ed. d'Arcy Power, *Early English Text Society*, 139 (1910), pp. 4-7.

[48] Jan Yperman, *De Cyrygie*, ed. E. C. Van Leersum (Leiden: E. J. Brill, 1912), pp. i, iv.

[49] Henri de Mondeville, *Chirurgie*, ed. E. Nicaise (Paris: Félix Alcan, 1893), p. 145.

[50] Arderne, *Treatise of Fistula in Ano*, p. 5.

[51] Geoffrey Chaucer, *The Canterbury Tales* (Baltimore: Penguin Books, 1952), Prologue.

[52] Arderne, *Treatise of Fistula in Ano*, p. 5.

[53] Arderne, *Treatise of Fistula in Ano*, p. 10.

第七章　疾病与中世纪欧洲的转型

[1] Sylvia Trupp, "The Problem of Replacement Rates in Late Medieval English Population," in *Society and History: Essays* by Sylvia L. Trupp, ed. Raymond Grew & Nicholas Steneck (Ann Arbor, Mich: University of Michigan Press, 1977); on p. 186, Trupp 称中世纪晚期为"细菌的黄金年代"，见 John Hatcher, *Plague, Population, and the English Economy* (London: Macmillan, 1977); Robert S. Gottfried, *Epidemic Disease in Fifteenth Century England* (New Brunswick, N. J.: Rutgers University Press, 1978); Edouard Baratier, *La Démographie Poven çale du Xiie Siècle* (Paris: S. E. V. P. E. N., 1961).

[2] 有关塞昆达鼠疫的叙述并不多，见 Hatcher, *Plague, Population, and the English Economy*; Guy Bois, *Crise du Feodalisme* (Paris: Presses de la Fondation Nationale des Sciences Politiques, 1976).

[3] K. B. McFarlane, *The Nobility of Later Medieval England* (Oxford: Clarendon Press, 1973), pp. 168-171.

[4] Bois, *Crise du Feodalisme*; David Herlihy, "Population, Plague, and Social Change in Rural Pistoia," *Economy History Review*, 18 (1965).

[5] Robert S. Gottfried, *Bury St. Edmunds and the Urban Crisis*, 1290-1539 (Princeton: Princeton University Press, 1982).

[6] A. Hamilton Thompson, "The Pestilences of the Fourteenth Century in the Diocese of York," *Archeological Journal*, 71 (1914).

[7]   Hatcher, *Plague, Population, and the English Economy*; Charles Creighton, *History of Epidemics in Britain* (Cambridge: Cambridge University Press, 1894).

[8]   William Langland, *Piers the Ploughman*, ed. J. F. Goodridge (Baltimore: Penguin Books, 1959).

[9]   Robert S. Gottfried, "Plague, Population, and the Sweating Sickness: Demographic Movements in Late Fifteenth Century England," *Journal of British Studies* (Fall 1976).

[10]   *The Paston Letters*, III, ed. J. Gairdner (London: Chatto & Windus, 1904), pp. 74-75.

[11]   *The Great Chronicle of London*, ed. A. H. Thomas (London: Chatto & Windus, 1904), pp. 74-75.

[12]   W. P. Blockmans, " Effects of Plague in the Low Countries," *Revue Belgie de Philologie et Histoire*, 58 (1980).

[13]   Bois, *Crise du Feodalisme*, pp. 270-308.

[14]   H. Neveux, "La Mortalité des Pauvres à Camrai, 1377-1473," *Annales Demographie Historique*, 1968.

[15]   对后续发生的大部分地方性流行病的总结见 R-H. Bautier, *The Economic Development of Medieval Europe* (New York: Brace, Harcourt, & Javanovich, 1971), pp. 170-200.

[16]   *Journal d'Un Bourgeois de Paris sous Charles VI et Charles VII*, ed. André Mary (Paris: Henri Jonquières, 1929), p. 265.

[17]   Gottfried, *Epidemic Disease in Fifteenth Century England*, pp. 43-46.

[18]   A. R. Bridbury, "The Black Death," *Economic History Review*, 2nd series, 24 (1973).

[19]   一篇优秀的关于欧洲中世纪晚期的概况调查见 John Hale, Roger Highfield, Beryl Smalley, *Europe in the Late Middle Ages* (Evanston, III.: Northwestern University Press, 1975). 我的主题安排根据: A. R. Bridbury, *Economic Growth*, 2nd ed. (New York: Barnes & Noble, 1975); Douglass C. North & Robert Paul Thomas, *The Rise of Western Europe: A New Economic History* (Cambridge: Cambridge University Press, 1973). 另一种观点见 *The Cambridge Economic History*, I-III (Cambridge: Cambridge University Press, 1941-1966).

[20] Wilhelm Abel, "Wüstungen und Preisfall in Spätmittelalterlichen Europe," *Jahrbuch für Nationalökonomie und Statistik*, 1953.

[21] M. W. Beresford, *The Lost Villages of England* (London: Lutterworth, 1954).

[22] John Rous, *Historia regni Angliae*, 转引自 Beresford, ibid., pp. 81-82.

[23] Phillippe Dollinger, *The German Hansa* (Stanford, Cal.: Stanford University Press, 1970); M. M. Postan, "Economic Relations Between Eastern and Western Europe," in Eastern and Western Europe in the Middle Ages, ed. Geoffrey Barraclough (London: Thames & Hudson, 1970).

[24] Fernand Braudel, *Capitalism and Material Life* (New York: Harper Torchbooks, 1974), p. 34.

[25] 有关英国土地占有制的研究见 R. H. Hilton: "Freedom and Villeinage in England," in *Peasants, Knights, and Heretics*, ed. R. H. Hilton (Cambridge: Cambridge University Press, 1976); *The Decline of Serfdom in Medieval England* (London: Macmillan, 1969). 有关欧洲大陆的研究见 Georges Duby, *Rural Economy and Country Life in the Medieval West* (London: Edward Arnold, 1968); Jerome Blum, *Lord and Peasant in Russia* (Princeton: Princeton University Press, 1965); E. Perroy, "Wage Labour in France in the Later Middle Ages," in *Change in Medieval Society*, ed. S. L. Thrupp (New York: Appleton-Century-Crofts, 1964).

[26] F. L. Carsten, "Medieval Democracy in the Brandenburg Towns and its Defeat in the Fifteenth Century," in *Change in Medieval Society*, ed. S. L. Thrupp. 又见 [23] 中引用的各著作.

[27] 各优秀研究的代表作：F. R. H. DuBoulay, *The Lordship of Canterbury* (London: Nelson, 1966); Edward Miller, *The Abbey and Bishopric of Ely* (Cambridge: Cambridge University Press, 1951); E. LeRoy Ladurie, *The Peasants of Languedoc* (Urbana, Ill.: University of Illinois Press, 1974).

[20] Eli Ashtor, "An Essay on the Diet of the Various Classes in the Medieval Levant," in *Biology of Man in History*, ed. Robert Forster and Orest Ranum (Baltimore: Johns Hopkins University Press, 1975).

[29] Bautier, *The Economic Development of Medieval Europe*, pp. 188-209; Harry Miskimin, *The Economy of Early Renaissance Europe* (Englewood Cliffs, N. J.: Prentice-Hall, 1969).

[30] Margaret Aston, *The Fifteenth Century* (New York: Harcourt, Brace, & Jovanovich, 1968).

[31] F. R. H. DuBoulay, *An Age of Ambition* (New York: Viking, 1970); F. Graus, "The Late Medieval Poor in Town and Countryside," in *Change in Medieval Society*, ed. S. L. Thrupp.

[32] *The Redgrave Records*, University of Chicago. 该书遵循的是 Richard Smith 所叙的理论，见 *The Sir Nicholas Bacon Collection: Sources of English Society*, 1250-1700 (Chicago: University of Chicago Library Publication, 1972), pp. 3, 14, 18, 24, 30, 34.

[33] J. Z. Titow, *Winchester Yields* (Cambridge: Cambridge University Press, 1972).

[34] Alan MacFarlane, *The Origins of English Individualism* (Cambridge: Cambridge University Press, 1978).

[35] Bautier, *The Economic Development of Medieval Europe*, pp. 209-233; Miskimin, *The Economy of Early Renaissance Europe*, pp. 81-115.

[36] R. S. Lopez & H. A. Miskimin, "Economic Depression of the Renaissance," *Economic History Review*, 2nd series, 15 (1962).

[37] H. Van der Wee, *The Growth of the Antwerp Market and the European Economy* (The Hague: Mouton, 1963).

[38] Carlo Cipolla, *Before the Industrial Revolution* (New York: Norton, 1976); Lynn White, "Cultural Climates and Technological Advances in the Middle Ages." *Viator*, 2 (1971).

[39] A. R. Bridbury, *England and the Salt Trade in the Later Middle Ages* (Oxford: Clarendon Press, 1955).

[40] Bautier, *The Economic Development of Medieval Europe*, pp. 233-46. Miskimin, *The Economy of the Early Renaisance Europe*, 116-63; Ralph Davis, *The Rise of the Atlantic Economics* (Ithaca, N. Y.: Cornell University Press, 1973), pp. 1-36; M. Malowist, "Poland, Russia, and Western Trade in the Fifteenth and Sixteenth Centuries," *Past and Present*, 13 (1958).

[41] Bautier, ibid., p. 176.

[42] Dollinger, *The German Hansa*; M. M. Postan, *Medieval Trade and Finance* (Cambridge: Cambridge University Press, 1973), pp. 232-304.

[43] E. M. Carus-Wilson, *Medieval Merchant Ventures* (London: Methuen, 1954), pp.

1-97; R. J. Mitchell, *John Free: From Bristol to Rome in the Fifteenth Century* (New York: Longmans, 1955).

[44] 有关环境变化的重要著作有 Wilhelm Abel, *Agarkrisen und Agarkonjonktur*, 2nd ed. (Hamberg & Berlin: Verlag Paul Parey, 1966); B. H. Slicher van Bath, *The Agrarian History of Western Europe* (London: Edward Arnold, 1966).

[45] DuBoulay, An Age of Ambition; *The Secular Spirit: Life and Art at the End of the Middle Ages*, ed. Thomas Hoving (New York: Dutton, 1975); J. Huizinga, *The Wanting of the Middle Ages* (New York: Anchor, 1954); Christopher Dyer, "Redistribution of Incomes in Fifteenth Century England," in *Peasants, Knights, and Heretics*, ed. R. H. Hilton.

[46] Joseph R. Strayer, "The Laicization of French and English Society in the Thirteenth Century," in *Medieval Statecraft and the Perspective of History*, ed. Joseph R. Strayer (Princeton: Princeton University Press, 1971). 这是有关中世纪的最重要的文献之一。

[47] Carlo Cipolla, "The Professions: A Long View," *Journal of European Economic History*, 2 (1973).

[48] Joseph Strayer 的著作占据着举足轻重的地位，始于 *On the Medieval Origins of the Modern State* (Princeton: Princeton University Press, 1970).

[49] William Bowsky, *The Finances of the Commune of Siena* (Oxford: Oxford University Press, 1970).

[50] Agnolo di Tura del Grasso, *Cronaca senese*, 转引自 William Bowsky, "The Impact of the Black Death upon Sienese Government and Society," *Speculum*, 39 (1964).

[51] Edouard Perroy, *The Hundred Years' War* (New York: Capricorn Books, 1965), pp. 121-126.

[52] Richard Emery, "The Black Death of 1348 in Perpignan," *Speculum*, 42 (1967).

[53] John Henneman 的两篇文献十分重要："The Black Death and Royal Taxation in France, 1347-1351," *Speculum*, 43 (1968); *Royal Taxation in Fourteenth Century France* (Princeton: Princeton University Press, 1971). 又见: Elizabeth A. R. Brown, "Taxation and Mortality in Thirteenth and Fourteenth Century France," *French Historical Studies* (1973); Joseph Strayer, *The Reign of Philip the Fair* (Princeton: Princeton University Press, 1980).

[54] Henneman, *Royal Taxation in Fourteenth Century France*, p. 237.

[55] Gottfried, *Bury St. Edmunds and the Urban Crisis*, 1290-1539.

[56] Michael Dols, *The Black Death in the Middle East* (Princeton: Princeton University Press, 1977), pp. 185-192.

[57] William H. McNeill, *Europe's Steppe Frontier* (Chicago: University of Chicago Press, 1964).

[58] William H. McNeill, *Plagues and Peoples* (New York: Doubleday, 1976), pp. 187-191.

[59] Ibid., pp. 191-198.

[60] F. van Steenberghen, *Aristotle in the West* (New York: Humanities Press, 1970).

[61] Heiko Oberman, *The Harvest of Medieval Theology* (Cambridge, Mass.: Harvard University Press, 1963).

[62] Robert Lerner, "The Black Death and Western European Eschatological Mentalities," *The American Historical Review*, 86 (1981).

[63] Anna Montgomery Campbell, *The Black Death and Men of Learning* (New York: Columbia University Press, 1931).

[64] 14世纪大学数量实际上有增无减，尤其是在神圣罗马帝国时期，但大多数高校都因为基础薄弱而很快关门。

[65] 有关兴办大学及高校衰落的最佳研究：Hastings Rashdall, *The Universities of Europe in the Middle Ages*, ed. F. M. Powicke & A. B. Emden (Oxford: Oxford University Press, 1936).

[66] Campbell, *The Black Death and Men of Learning*, p. 155.

[67] Thomas Courtenay, "The Effect of the Black Death on English Higher Education," *Speculum*, 55 (1980).

[68] Courtenay 指出，这些学者很可能没有过住校经历。

[69] Courtenay, ibid.; Nicholas Orme, *English Schools in the Middle Ages* (London: Methuen, 1973).

[70] DuBoulay, *An Age of Ambition*, pp. 160-178; Philippe Wolff, *Western Languages* (New York: McGraw-Hill, 1971), pp. 197-239; Louise Loomis, "Nationality at the Council of Constance: An Anglo-Frech Dispute," in *Change in Medieval Society*, ed. S. L. Thrupp; Dorothy Kirkland, *The Growth of National Sentiment in France before the Fifteenth Century*, History (1938).

[71] Georges Duby, *The Age of Cathedrals* (Chicago: University of Chicago Press, 1980), pp. 195-220.

[72] Robert S. Gottfried, "Population, Plague, and the Sweating Sickness: Demographic Movement in Late Fifteenth Century England," *The Journal of British Studies* (Fall 1977); William H. McNeill, *Plagues and Peoples* (New York: Doubleday, 1976), pp. 199-230.

[73] Robert S. Gottfried, "Bury St. Edmunds and the Populations of Late Medieval English Towns," *The Journal of British Studies* (Fall 1980).

[74] Édouard Baratier, *La Démographie Provençale du Xiie au XVIe Siècle*, 3 vols. (Gembloux: J. Duculot, 1954-1956).

[75] 有关英国的补充信息见 Paul Slack and Andrew Appleby, *Health, Medicine, and Mortality in the Sixteenth Century*, ed. Charles Webster (Cambridge: Cambridge University Press, 1979).

[76] Gottfried, "Population, Plague, and the Sweating Sickness."

[77] Alfred W. Crosby, Jr., *The Columbian Exchange: Biological and Cultural Consequences of 1492* (Westport, Conn.: Greenwood Press, 1972), pp. 122-164.

[78] Louis Chevalier, "Towards a History of Population," in *Population in History*, ed. D. V. Glass & D. E. C. Eversley (London: Edward Arnold, 1965); E. A. Wrigley, *Population and History* (New York: McGrawHill, 1969), pp. 61-106.

跋　欧洲的环境危机

[1] 该书做出了较全面的警示。Sylvia L. Thrupp, " Medieval Economic Achievement in Perspective," in *Essays on the Reconstruction of Medieval History*, ed. Vaclav Murdoch and G. S. Couse (Montreal: McGill-Queen' s College University Press, 1974).

[2] "The World Upside Down," in *Historical Poems of the Fourteenth and Fifteenth Centuries*, ed. R.H. Robbins (New York: Columbia University Press, 1959), pp. 150-152.

[3] Lynn White, "Cultural Climates and Technological Advance in the Middle Ages," *Viator*, 2 (1971).

[4] James Westfall Thompson, "The Aftermath of the Black Death and the Aftermath of the Great War," *American Journal of Sociology*, 26 (1920-1921).

参考书目

文献及引用来源概况

有关黑死病的文献数据量十分庞大。两项调查研究对最根本的问题进行了探讨：G. G. Coultan, *The Black Death* (New York: Cope & Smith, 1930); Philip Ziegler, *The Black Death* (New York: Harper & Row, 1969)。研究黑死病及其对人类文明的影响，有三项研究十分关键：J-N, Biraben, *Les Hommes et la Peste*, 2 vols. (The Hague: Mouton, 1975), 被许多权威认为是有关鼠疫的最优秀的研究；Henry Sigerist, *Civilization and Disease* (Ithaca, N.Y.: Cornell University Press, 1943); William H. McNeill, *Plagues and Peoples* (New York: Doubleday, 1976)。McNeill 的 *The Human Condition: An Ecological and Historical View* (Princeton: Princeton University Press, 1980) 也十分重要。

关于黑死病有许多重要的主题式研究方法。Yves Renouard 有两部重要著作："Conséquences et intérêt démographique de la Peste Noire de 1348," *Population*, 3 (1948); "La Peste Noire," *Revue de Paris*, 57 (1950)。其他优秀研究包括：Élizabeth Carpentier, "Antour de la Peste Noire," *Annales E. S. C.* (1962); J. D. Chambers, *Population, Economy, and Society in Pre-Industrial England* (Oxford: Oxford University Press, 1972); E. LeRoy Ladurie, "Un Concept: L' Unification Microbienne du Monde," *Schweizerische Zeitschrift Für Geschichte*, (1973); A. R. Bridbury, "The Black Death," *Economic History Review*, 2nd series, 24 (1973)。一项人有用处且结构清晰的调查研究摘录了各家对黑死病的不同解读观点：*The Black Death: A Turning Point in History?*, ed. William Bowsky (New York: Holt, Rhinehart and Winston, 1971)。

要理解黑死病对人类生理、心理所造成的影响，最好的方式是通过现代的各种叙述。下列各项研究叙述了黑死病及其他瘟疫：Giovanni Boccaccio, *The Decameron and The Corbaccio*; Agnolo di Tura del Grasso, *Cronaca senese*; Giovanni Villani, *Cronica*; Gabriel de Mussis, *Historia de Morbo*; Matthew of Neuberg, *Cronica*; Jean de Venette, *The Chronicle*; C. S. Bartsocas, "Two Fourteenth Century Greek Descriptions of the Black Death," *Journal of the History of Medicine*, 21 (1966); Henry Knighton, *Chronicon*; Geoffrey the Baker, *Chronicon*; The Paston Letters; Procopius, *History of the Wars*; W. R. Dawson, *A Leechbook or Collection of Medical Recipes of the Fifteenth Century* (London: Macmillan, 1934)。

同时期涌现了许多优秀的医疗治疗手段，大多都被摘录进了下列研究中：D. W. Singer, "Some Plague Tractates," *Proceedings of the Royal Society of Medicine*, 92 (1916)。重要论文包括：Guy de Chauliac, *La Grand Chirurgie*; John La Barba, *Treatise on Pestilence*; Bengt Knuttson, *A Little Book ... for ... the Pestilence.* Henry Daniel, *On the Nature of Urines*; John of Gaddesden, *Rosa Dedica*; Galen, *On the Parts of Medicine*; Hippocrates, *Diet and Hygiene*; Joh of Mirfield, *Surgery*; Lanfrank of Milan, *Surgery*; Henri de Mondeville, *La Chirurgie*; 以及多部有关健康和膳食的概述指南中的代表，*The Salenrno Regimen*。

1347 年的环境和社会

著名德国历史学家 Wilhelm Abel 在系列著作中阐述讨论了当时的疾病、饥荒、气候和环境，这些著作包括 *Agarkrisen und Agarkonjunktur in Mitteleuropa* (Hamburg & Berlin: Verlag Paul Parey, 1978); *Die Wüstungen des Ausgehenden Mittelalters* (Stuttgart: Fischer, 1955); *Massenarmul und Hungerkrisen in vorindustriellen Europa* (Hamburg & Berlin: Verlag Paul Parey, 1974); "Wüstungen und Preisfall in Spätmittelalterlichen Europe," *Jahrbuch für Nationalökonomie und Statistik*, 1953。有关疾病概述的两篇重要研究如下：MacFarlane Burnet & David O. White, *Natural History of Infectious Disease* (Cambridge: Cambridge University Press, 1972); *Biology of Man in History*, ed. Robert Forster & Orest Ranum (Baltimore: Johns Hopkins University Press, 1975)。对第一次鼠疫世界性大流行的讨论见 J. C. Russell, "That Earlier Plauge," *Demography*, 5 (1968); J-N Biraben & J. LeGoff, "The Plague in the Early Middle Ages," in *Biology and Man in History*, ed. Robert Forster & Orest Ranum。Saul N. Brody 的 *The Disease of the Soul: Leprosy in Medieval Literature* (Ithaca, N.Y.: Cornell University Press, 1974) 是有关麻风病的模型研究。

有关气候学的两篇重要总结：E. LeRoy Ladurie, *Times of Feast, Times of Famine* (New York: Doubleday, 1971); Robert I. Rotberg & Theodore K. Rabb, eds., *Climate and History* (Princeton: Princeton University Press, 1981)。其他有

关气候条件的研究包括 J. Z. Titow, "Evidence of Weather in the Account Rolls of the Bishopric of Winchester, 1209-1350," *Economic History Review*, 2nd series (1960); Gustav Utterström, "Climatic Fluctuations and Population Problems in Early Modern History," *Scandinavian Economic Historical Review* (1955)。

有关饥荒的一篇优秀研究来自 Ian Kershaw, "The Great Famine and Agrarian Crisis in England," in *Peasants, Knights, and Heretics*, ed. R. H. Hilton (Cambridge: Cambridge University Press, 1976)。其他研究包括 E. Carpentier, "Famines et epidemies dans l' histoire du XIVe siècle," *Annales E. S. C.*, 6 (1862); H. W. F. Curschmann, *Hungersnöte in Mittelalter* (Leipzig: B. G. Teubner, 1900); E. Jutikkala & M. Kauppinen, "The Structure of Mortality during Catastrophic Years in a Pre-Industrial Society," *Population Studies*, 25 (1971); M. J. Larenaude, "Les Famines in Lanuedoc aux XIVe et XVe Siècle," *Annales du Midi* (1952); H. S. Lucas, "The Great European Famine of 1315, 1316, and 1317," *Speculum* (1930); H. Van Werveke, "La Famine del An 1316 en Flandre et dans les Régions Voisines," *Renue de Nord* (1959)。有关饮食的一篇优秀研究见 Eli Ashtor, "An Essay on the Diet of the Various Classes in the Medieval Levant," in *Biology of Man in History*, ed. Forster & Orest Ranum。

下列文章从社会、经济和文化层面概述了 13 世纪欧洲的发展：M-D. Chenu, *Nature, Man, and Society in the Twelfth Century* (Chicago: University of Chicago Press, 1980); Georges Duby, The Early Growth of the European Economy (Ithaca, N. Y.: Cornell University Press, 1974) 及 *The Three Orders: Feudal Society Imagined* (Chicago: University of Chicago Press, 1980); Robert Lopez, *The Commercial Revolution of the Middle Ages*, 950-1350 (Englewood Cliffs, N.J.: Prentice-Hall, 1971); R. W. Southern, *The Making of the Middle Ages* (New Haven, Conn.: Yale University Press, 1953); Lynn White, Jr., *Medieval Technology and Social Change* (Oxford: Oxford University Press, 1962)。

13 世纪至 14 世纪欧洲的社会经济学发展和文化发展在下列研究中有讨论：Robert Boutruche, *La Crise d'une Societé: Seigneurs et Payscans du Bordelais pendant La Guerre de Cent Ans* (Paris : Belles Lettres, 1947); Robert Brenner, "Agrarian Class Structure and Economic Development in Pre-Industrial Europe," *Past and Present*, 70 (1976); Georges Duby, *Medieval Marriage* (Baltimore: Johns Hopkins University Press, 1978) 及 Georges Duby, *Rural Economy and Country*

Life in the Medieval West (London: Edward Arnold, 1965); J. Hajnal, "European Marriage Patterns in Perspective," in *Population in History*, ed. D. V. Glass & D. E. C. Eversley (London: Edward Arnold, 1965); M. M. Postan, *Essays on Medieval Agriculture and General Problems of the Medieval Economy* (Cambridge: Cambridge University Press, 1973); B. H. Slicher van Bath, *The Agrarian History of Western Europe* (London: Edward Arnorld, 1966); J. Z. Titow, *Winchester Yields: A Study in Medieval Agricultural Productivity* (Cambridge: Cambridge University Press, 1972); E. A. Wrigley, *Population and History* (New York: McGraw-Hill, 1969)。要深入理解 13 世纪和 14 世纪的社会，下列研究不可或缺：Jacques LeGoff, *Time, Work, and Culture in the Middle Ages* (Chicago: University of Chicago Press, 1980)，尤其是 "Labor Time in the 'Crisis' of The Fourteenth Century"。

黑死病

要提供中世纪欧洲的准确人口数据难度很大，但也有研究者尝试着进行了估计。较为成功地进行了预估的研究如下：Edouard Baratier, *La Démographie Poven çale du Xiie Siècle* (Paris: S. E. V. P. E. N., 1961); K. J. Beloch, *Bevölkerungsgeschichte Italiens*, 3 vols. (Berlin & Leipzig: De Gruyter, 1961); John Hatcher, *Plague, Population, and the English Economy* (London: Macmillan, 1977); Karl Helleiner, "The Population of Europe from the Black Death to the Eve of the Vital Revolution," *The Cambridge Economic History of Europe*, IV, ed. E. E. Rich & C. H. Wilson (Cambridge: Cambridge University Press, 1967); David Herlihy & C. Klapish, *Les Toscans et leur Families: Une Étude du Catasto Florentin de 1427* (Paris: Presses de la Foundationii Nationales des Sciences Politiques, 1978); R. Mols, *Introduction à la Démographie Historique des Villes d'Europe du XIVe au XVIIIe Siècle* (Gembloux: J. Duculot, 1954-56); Zvi Razi, *Life, Marriage, and Death in a Medieval Parish* (Cambridge: Cambridge University Press, 1980); Josiah Cox Russell, *Medieval Regions and Their Cities* (Bloomington, Ind,: Indiana University Press, 1972); A. Hamilton Thompson: "The Pestilences of the Fourteenth Century in the Diocese of York," *Archeological Journal*, 71 (1914); 及 "Registers of John Gynewell, Bishop of Lincoln, for the Years 1347-1350," *Archeological Journal*, 68 (1911)。

诸多全国性及区域性的研究均揭示了黑死病所造成的影响。其中最优秀的研究之一如下：Michael Dols, *The Black Death in the Middle East*

(Princeton: Princeton University Press, 1977)。其余重要研究包括 Guy Bois, *Crise du Feodalisme* (Paris: Presses de la Fondation Nationale des Sciences Politiques, 1976); C. E. Boucher, "The Black Death in Bristol," *Transactions of the Bristol and Gloucestershire Archeological Society*, 60 (1938); Elizabeth A. R. Brown, "Taxation and Mortality in Thirteenth and Fourteenth Century France," *French Historical Studies* (1973); E. Carpentier, *Une Ville devant la Peste: Orvieto et la Peste de 1348* (Paris: S. E. V. P. E. N., 1962); Charles Creighton, *History of Epidemics in Britain*, I (Cambridge, Cambridge University Press, 1894); Richard Emery, "The Black Death of 1348 in Perpignan," *Speculum*, 42 (1967); Seraphine Guerchberg, "The Controversy Over the Alleged Sowers of the Black Death in the Contemporary Treatises on Plague," in *Change in Medieval Society*, ed. S. L. Thrupp (New York: Appleton-Century-Crofts, 1964); John Henneman, "The Black Death and Royal Taxation in France, 1347-1351," *Speculum*, 43 (1968); William Rees, "The Black Death in Wales," in *Essays in Medieval History*, ed. R. W. Southern (London: Macmillan, 1968); J. Schreiner, *Pest og Prisfall i Sen Middelalderen et Problem i Norsk Historie* (Olso: J. Dybwad, 1948); J. F. D. Shrewsbury, *A History of Bubonic Plague in the British Isles* (Cambridge: Cambridge University Press, 1971); H. van Werdeke, *De Zwarte Dood in de Zuidelijke Nederlanden*, 1349-1357 (Brussels: H. Hayez, 1959); W. P. Blockmans, " Effects of Plague in the Low Countries," *Revue Belgie de Philologie et Histoire*, 58 (1980)。

Norman Cohn 在 *The Pursuit of the Millenium* (Oxford: Oxford University Press, 1957) 中讨论了鞭笞派和反犹太主义。对死亡之舞的讨论见下列研究：J. Brossolet, "L'influence de la Peste du Moyen Age sur le Thème de la Danse Macabre," *Pagine di storia della Medicina*, 13 (1969); James M. Clark, *The Dance of Death in the Middle Ages and the Renaissance* (Glasgow: Glasgow University Press, 1950)。

有关意大利鼠疫暴发情况的两篇优秀研究见 William Bowsky: "The Impact of the Black Death upon Sienese Government and Society," *Speculum*, 39 (1964); David Herlihy, "Population, Plague, and Social Change in Rural Pistoia," *Economy History Review*, 2nd series, 18 (1965)。

The Bulletin of the History of Medicine 中有一篇关于黑死病来源的精彩辩论，见 Stephan R. Ell, "Interhuman Transmission of Medieval Plague," *BHM* (1980), 54: 497-510; John Norris, "East or West: The Geographic Origin of the Black Death,"

BHM (1977), 51: 1-24; Michael Dols, "Geographical Origin of the Black Death: Comment, " *BHM* (1978), 52: 112-113; John Norris, "Response," 114-120。

鼠疫后的环境和社会

Giovanni Boccaccio 的 *The Decameron and The Corbaccio* 用正反对比的观点阐释了中世纪晚期的概况。其他有关中世纪晚期心理学情况的情报来源包括 Geoffrey Chaucer, *The Cantebury Tales*; Jean Froissart, *Chronicle*; William Langland, *Piers Ploughman*; François Villon, *Poems*。能把握中世纪晚期生活核心要义的现代学者包括 Margaret Aston, *The Fifteenth Cenury: The Prospects of Europe* (New York: Harcourt, Barcourt, Brace and World, 1968); J. Huizinga, *The Waning of the Middle Ages* (New York: Anchor, 1954); F. R. H. DuBoulay, *An Age of Ambition* (New York: Viking, 1970); Barbara Tuchman, *A Distant Mirror: The Calamitous Fourteenth Century* (New York: Knopf, 1978)。纽约大都会艺术博物馆出版的 *The Secular Spirit: Life and Art at the End of the Middle Ages, ed. Thomas Hoving* (New York: Dutton, 1975) 将中世纪晚期的艺术和艺术品进行了目录编排，并进行了较好的叙述。*Change in Medieval Society*, ed. S. L. Thrupp (New York: Appleton-Century-Crofts, 1964) 收录了多篇优秀论文。

有关鼠疫后经济情况的优秀研究如下：R-H. Bautier, *The Economic Development of Medieval Europe* (New York: Harcourt, Brace & Javanovich, 1971); A. R. Bridbury, *Economic Growth*, 2nd ed. (New York: Barnes & Noble, 1975); Carlo Cipolla, *Before the Industrial Revolution* (New York: Norton, 1976); Robert Lopez & Harry Miskimin, "Economic Depression of the Renaissance," *Economic History Review*, 2nd series, 15 (1962); Harry Miskimin, *Economy of Early Renaissance Europe*, (Englewood Cliffs, N. J.: Prentice-Hall, 1969); Douglass C. North & Robert Paul Thomas, *The Rise of Western Europe: A New Economic History* (Cambridge: Cambridge University Press, 1973); Sylvia Thrupp, "Medieval Economic Achievement in Perspective," in *Essays on the Reconstruction of Medieval History*, ed. Vaclav Murdoch and G. S. Couse (Montreal: McGill-Queen's College University Press, 1974)。

Phillipe Aries 在 *Western Attitudes to Death* (Baltimore: Johns Hopkins University Press, 1974) 中叙述了世人对死亡的新态度。Maurice Beresford 在 *Lost Villages of England* (London: Lutterworth, 1954) 中讨论了景观上的变化；而

Alan MacFarlane 在 *The Origins of English Individualism* (New York: Cambridge University Press, 1978) 中叙述了遗传方式等方面的改变。下列研究讨论了生活水平的变化：Christopher Dyer, "Redistribution of Incomes in Fifteenth Century England," in *Peasants, Knights, and Heretics*, ed. R. H. Hilton (Cambridge: Cambridge University Press, 1976); F. Graus, "The Late Medieval Poor in Town and Countryside" and E. Perroy, "Wage Labour in France in the Later Middle Ages," both in *Change in Medieval Society*, ed. S. L. Thrupp。

在众多有关鼠疫后欧洲人口学特征及流行病学特征的研究中，优秀的研究如下：Louis Chevalier, "Towards a History of Population," in *Population in History*, ed. D. V. Glass & D. E. C. Eversley (London: Edward Arnold, 1965); Alfred Crosby, *The Columbian Exchange* (Westport, Conn.: Greenwood Press, 1972); Robert S. Gottfried, *Epidemic Disease in Fifteenth Century England* (New Brunswick, N. J.: Rutgers University Press, 1978) and "Population, Plague, and the Sweating Sickness: Demographic Movement in Late Fifteenth Century England," *The Journal of British Studies* (Fall 1976); H. Neveaux, "La Mortalité des Pauvres a Cambrai, 1377-1473," *Annales Demographies Historiques* (1968)。

有关中世纪晚期农村生活、工作和土地占有制的重要研究如下：Jerome Blum, *Lord and Peasant in Russia* (Princeton: Princeton University Press, 1961); F. R. H. DuBoulay, *The Lordship of Canterbury* (London: Nelson, 1966); P. D. A. Harvey, *A Medieval Oxfordshire Village: Cusham*, 1240-1400 (Oxford: Oxford University Press, 1965); John Hatcher, *Rural Economy and Society in the Duchy of Cornwall*, 1300-1500 (Cambridge: Cambridge University Press, 1970); R. H. Hilton, *Bond Men Made Free* (London: Temple-Smith, 1973), *The Decline of Serfdom in Medieval England* (London: Macmillan, 1969), and *The English Peasantry in the Later Middle Ages* (Oxford: Oxford University Press, 1975); G. A. Holmes, *The Estates of the Higher Nobility in Fourteenth Century England* (Cambridge: Cambridge University Press, 1957); Angeliki E. Laiou-Thomadakis, *Peasant Society in the Late Byzantine Empire* (Princeton: Princeton University Press, 1977); Edward Miller, *The Abbey and Bishopric of Ely* (Cambridge: Cambridge University Press, 1969)。

下列研究关于中世界晚期的城市生活和贸易：William Bowsky, *Finances of the Commune of Siena* (Oxford: Oxford University Press, 1970); F. L. Carsten,

"Medieval Democracy in the Brandenburg Towns and its Defeat in the Fifteenth Century," in *Change in Medieval Society*, ed. S. L. Thrupp; Phillipe Dollinger, *The German Hansa* (Stanford, Cal.: Standford University Press, 1970); Robert S. Gottfried, *Bury St. Edmunds and the Urban Crisis*, 1290-1539 (Princeton: Princeton University Press, 1982); Jacques Heers, *Gênes au XVe Siècle*, (Paris: S. E. V. P. E. N., 1961); Frederic C. Lane, *Venice: A Maritime Republic* (Baltimore: Johns Hopkins University Press, 1973); M. Malowist, "Poland, Russia, and Western Trade in the Fifteenth and Sixteenth Centuries," *Past and Present*, 13 (1958); Gerald Strauss, *Nuremberg in the Sixteenth Century* (New York: Wiley, 1968); Sylvia L. Thrupp, *The Merchant Class of Medieval London* (Chicago: University of Chicago Press, 1948); Elspeth M. Veale, *The English Fur Trade in the Later Middle Ages* (Oxford: The Clarendon Press, 1966); H. Van der Wee, *The Growth of the Antwerp Market* (The Hague: Mouton, 1963)。

下列研究对理解中世纪医学非常重要 : Vern L. Bullough, *The Development of Medicine as a Profession* (New York: Hafner, 1966); Carlo Cipolla, *Public Health in the Medical Profession in the Renaissance* (Cambridge: Cambridge University Press, 1976); Thomas McKeown, *The Role of Medicine* (Princeton: Princeton University Press, 1979); C. H. Talbot, *Medicine in Medieval England* (London: Oldbourne, 1967); Nancy G. Siraisi, *Taddeo Alderotti and His Pupils* (Princeton: Princeton University Press, 1981)。其他重要研究包括 David W. Amundsen, "Medical Deontology and Pestilential Disease in the Late Middle Ages," *Journal of the History of Medicine*, 23 (1977); Carlo Cipolla, "The Professions: A Long View," *Journal of European Economic History*, 2 (1973); tephan d'Irsay, "Teachers and Textbooks of Medicine in the Medieval University of Paris," *Annals of Medical History*, 8 (1926); A. M. Carr-Saunders & P. A. Wilson, *The Professions* (Oxford: Clarendon Press, 1933); C. D. O'Malley, *The History of Medical Education* (Berkeley, Cal.: University of California Press, 1970); Charles Webster, ed., *Health, Medicine and Mortality in the Sixteenth Century* (Cambridge: Cambridge University Press, 1979), 尤其是他的开篇 "Medical Practitioners"。

Anna Montgomery Campbell 在 *The Black Death and Men of Learning* (New York: Columbia University Press, 1931) 中大概讨论了鼠疫、学习与文化之间的关系。有关艺术有两篇出色研究 : Millard Meiss, *Painting in Florence and Siena after the Black Death* (Princeton: Princeton University Press, 1951); Georges Duby, *The Age of the Cathedrals: Art and Society*, 980-1420 (Chicago: University of Chicago Press, 1980)。其他用途较大的研究包括 William J. Courtenay, "The Effect of the Black Death on English Higher Education," *Speculum*, 55 (1980); Gordon Leff, *Heresy in the Later Middle Ages*, II (Manchester: Manchester University Press, 1967); Robert E. Lerner, "The Black Death and Western European Eschatological Mentalities," *The American Historical Review*, 86 (1981); Heiko Oberman, *The Harvest of Medieval Theology* (Cambridge, Mass.: Harvard University Press, 1963); Philippe Wolff, *Western Languages* (New York: McGraw-Hill, 1971)。

J. R. Strayer 的著作对于全面理解中世纪具有举足轻重的意义。他最重要的两部著作为 *On the Medieval Origins of the Modern State* (Princeton: Princeton University Press, 1970); "The Laicization of French and English Society in the Thirteenth Century," in *Medieval Statecraft and the Perspective of History*, ed. Joseph R. Strayer (Princeton: Princeton University Press, 1971)。其他有关政府、政治和社会阶层的重要著作包括 Geoffrey Barraclough, ed., *Eastern and Western Europe in the Middle Ages* (New York, Harcourt, Brace, & Jovanovich, 1970); John Bellamy, *Crime and Public Order in England in the Later Middle Ages* (London: R. K. P., 1973); John Bell Henneman, *Royal Taxation in Fourteenth Century France* (Princeton: Princeton University Press, 1971); Dorothy Kirkland, *The Growth of National Sentiment in France before the Fifteenth Century*, History (1938); Louise Loomis, "Nationality at the Council of Constance: An Anglo-Frech Dispute," in *Change in Medieval Society*, ed. S. L. Thrupp; K. B. McFarlane, *The Nobility of Later Medieval England* (Oxford: The Clarendon Press, 1973); Michel Mollat & Philippe Wolff, *Popular Revolts in the Late Middle Ages* (London: Allen, Unwin, 1973)。

出版后记

根据《中华人民共和国传染病防治法》，鼠疫是两种甲类传染病之一（另一种是霍乱），列三十九种法定传染病之首，俗称"一号病"。鼠疫发病急、传染性强、致死率高，曾在历史上造成多次惨剧人寰且旷日持久的大流行病灾难，其中就包括14世纪的"黑死病"。本书封面图上的"鸟嘴医生"形象正是后人具有代表性的想象，象征着人们对黑死病的迷信和恐惧。14世纪本就惨淡，百年战争、大规模饥荒，再加上黑死病，一波未平，一波又起。

本书快速将你代入1347—1351年的平民视角。作者以侦探般的观察力从事历史研究，论及黑死病的基础、成因、过程、后果和其他几个相关疾病的流行病史，以及它们对欧洲社会方方面面的渗透性影响。他有力的论据和清醒的判断并不过时，解释了400年鼠疫不断再燃的欧洲如何重生，对于任何想要了解黑死病和封建时代生活的人都十分有益。你无须阅读1000页的长篇大论，只要读300页就可以了。

历史是何其相似？疫情扩散与种族歧视、谣言、政治动荡相伴相随，亲身经历了全球新冠肺炎流行的我们对此深有体会。当末日世界的悲观论调大行其道，我们希望本书的"后见之明"为你带去相反的讯息。

后浪出版公司